うつの人の風呂の入り方

秋田　巌

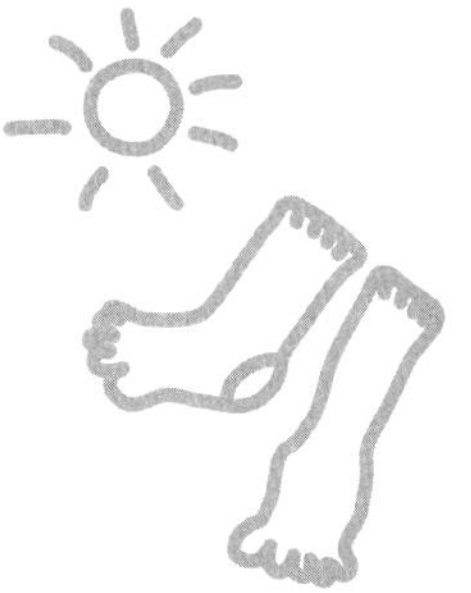

精神科医からの
「自分で治すための」46提案

晃　洋　書　房

はじめに

うつの人が治るためにはコツが必要です。そのコツさえ会得すれば、必ず良くなります。完全に回復する人も少なくありません。そこまでいかなくても、改善することは確かです。

本書のタイトルは『うつの人の風呂の入り方』としましたが、風呂の入り方だけが上手になったからといって、うつが治るわけではありません。といって、風呂の入り方が上手になることが突破口となり、良くなっていくこともこれまた少なくありません。

うつ病は、治る病気です。自分で治すことができる病気なのです。対処するコツのようなものさえ身につけることができれば。

私は精神科医・心療内科医として約三十年間、いくつかの病院で仕事をしてきました。ここ二十年近くは、京都文教大学で教育・研究に携わる傍《かたわ》ら、Wクリニック（心療内科）で勤務を続けてきました。Wクリニックの特徴の一つは、うつ病の患者さんの比率がとても高いことです。際立ってうつ病系統の患者さんが多いため、接しているうちに徐々に治療のコツのようなものが掴《つか》めてきました。長年かけて身につけてきたそれらを是非、皆さんに知っていただきたいと思い、本書の執筆を決意しました。うつ病は本当に苦しい。一日でも早くその「地獄」より抜け出してほしい。蓄積されたノウハウを一人でも多くの方に知っていただきたいのです。

私事で恐縮ですが、このたび故《ゆえ》あってそのWクリニックを退職いたしました。私は心理療法家（ユング派分析家）でもありますので、臨床活動としては当面、心理療法に特化していくこととなります。少なくともしばらくの間、精神科・心療内科を訪れるうつ病の患者さんを治療させていただく機会が持てなくなりました。そのことも本書執筆の動機となっています。

先ほど決意と書きました。少し大げさに聞こえるかもしれませんが、私がこれまでに書いてきた本に少しでも目を通してくださっている方にはわかっていただけることと思います。これまでは物事の本質に迫るべく自分なりの角度から努力してきました。たとえば、『さまよえる狂気』（創元社、二〇一二年）、『人はなぜ傷つくのか』（講談社選書メチエ、二〇一三年）、『写楽の深層』（ＮＨＫブックス、二〇一四年）等の著書があります。これらの本は「である」調で書かれている上に、読みづらい表現もそれと分かった上で使っています。

しかし本書は違います。実践本です。それも超実践本です。難しい理屈は一切なく、こうすれば楽になるというポイントが網羅されています。と言ってすべてを実践する必要はありません。**これならできそう、と思えるところから始めていただければ結構です。**すると、そこが突破口となって、できることが徐々に増えていきます。そして治っていきます。少なくとも、楽にはなると思います。

軽度ないし中等度までのうつ病の患者さんなら大体良くなると思います。重度の患者さんに対しても多少のお役には立てるかと思います。

ただ、うつ病を患っておられる方は、何をするのも億劫《おっくう》に感じます。ですので、重いうつ病の患者さんに、本書がそうそう簡単に読んでいただけるとは思えません。なので、患者さんのご家族やご友人、つまり周囲の方々にも、代わりに読んで、患者さんに伝えていただければと思います。うつ病に限らず、精神科疾患に悩んでいる方々は、傍《はた》から見てもなかなかわかりにくいですが、心がとても弱っていることが多いのです。ですからその分、少しのサポートでもとても嬉しく感じるものです。ちょっとした優しい言葉がけも、元気な人には想像できないほど心に届きます。

患者さんの中でも軽度か中等度の方、つまりどうにかこうにか仕事を続けることができている人、休職中でも仕事の再開の可能性がある方などは読者になっていただけると思います。

また、医療・心理臨床従事者にもお目通しいただければ幸いです。**本書で述べられているコツは、実践がそんなに難しくないものがほとんどです。**ちょっとした勘所《かんどころ》をおさえるだけで寛解率が高まるのです。

それでは、本論に入っていきましょう。

目次

第1章

朝の乗り切り方

朝、目が覚《さ》めました。気分爽快《そうかい》ではないと思います。それどころか、いやぁ〜な気分が付《つ》き纏《まと》っているのではないでしょうか。頭はどんより、つらい一日が今日も始まることを考えると、憂うつ感や不安感、さらには焦燥感に苛《さいな》まれていると思います。

睡眠に関しては後述しますが、まずは、目覚めたところから話を始めましょう。今日も会社に出なくてはなりません。頭は重いし、からだもだるい。今日は休んでしまおうか、と考えることも少なくないでしょう。

ですが、何とか仕事にだけは行ってください。言うは易し、行うは難し。そんなこと言われても…と思うでしょうが、休んでしまうと、余計にしんどくなります。

そもそも、休むかどうかを決める段階で多大なエネルギーを要します。休むことを即座に決断できる人はまずいないでしょう。休もうか、それとも行こうか。悶々《もんもん》と苦悩の時間を過ごさなければなりません。悩み決断するのは、思いのほか疲れる作業なのです。

やっとのことで休む決断をしたとします。すると、次は、職場に休む連絡を入れないといけません。そこで、また余計なエネルギーを使うことになります。休む連絡を入れるのは、気分のよいことではありません。後ろめたさや罪悪感、さらには自分に対する情けなさ、などを感じながら電話やメールを入れなければならないのです。ここで消費される心理的エネルギーは、一日の仕事で消費される心理的エネルギーと同等であると言っても過言ではありません。ですので、はじめから、休むという選択肢を消しましょう。

休んだ場合、職場に連絡を入れた後ほんの少しのあいだ気分が楽になるだけです。そのあと、またもや好ましくない気分に纏《まと》わりつかれます。今日も休んでしまった…。また自分に負けてしまった…。**休んだからといって、決して楽しい爽《さわ》やかな一日が待っているわけではありません。**

そして休むと、休み癖がつきやすくなります。次の日も、また次の日も休んでしまうことになりかねません。どんより感はさらにひどくなり、職場にもますます出にくくなってしまいます。

休んだとしても、休むのは何とか一日だけで乗り切りましょう。這《は》ってでも仕事に行くぐらいの方が、結果的に余程《よほど》ラクです。高熱が出るとか、家族の急な変調とかがない限りは、多少、いいえ、かなりしんどくても仕事に行く方が、結果として、かえって楽なのです。

同じ休むなら、はじめから休む日を決めておいて、その日を趣味にあてる、などすると、

まったく気分が違います。

当日に仕事を休むことを決める、つまり、ドタキャン電話やメールをすることにまつわる罪悪感等の気分の悪さに苛《さいな》まれることがまったくなくなるのです。何の気兼《きが》ねもなく、リフレッシュできます。

好きなプロ野球チームやサッカーチームを応援に行く、コンサートに行く、小旅行に出かける、演劇を観る、あるいは家でDVDなど見ながらゆっくり過ごす、などなど。同じ休むにしろ、片《かた》や情けない気分で過ごす寧《むし》ろ苦しい一日、片や楽しい一日。どちらを選ぶ方が賢明で治療的かは言うまでもありません。

仕事に行く事を習慣化するのです。体に覚え込ませることです。これを日々続けているうちに、少しずつではありますが、ラクに仕事に行けるようになります。そこまでたどり着けるとしめたものです。が、これはまだ少し先のことです。一朝一夕に可能となることではありません。**まずは一日一日が勝負です。**

仕事にだけは何とか行ってほしいのですが、ただ、例外として、希死念慮（自殺をしたい気持ち）が強い場合があります。本当に自殺してしまいかねないと感じれば、言うまでもなく休む方を選択すべきです。

その日休むだけではなく、休職も視野に入れた方が良い場合もあります。さらには、これもまた後述しますが、転職を考慮すべき場合もあります。

以下、繰り返しを厭《いと》わず、もっと詳しく（くどく）述べていきます。と言うのも、長年診療に携《たずさ》わっている経験から言えば、繰り返し繰り返し、本当に繰り返し言わないと患者さんの身には入っていきません。

診察の場では、毎回同じようなことを言うのですが、私の言ったことを不思議なくらい覚えておられないのです。私が治療のポイントと思われることを言うと、毎回、ハッとしたような顔をして、なるほど！　と膝を打たれるのですが、次の診察日に同じことを言うと、また同じような反応をされることがとても多いのです。

ハッとした顔をして膝を打ってくれれば、こちらとしてはしっかりと覚え込んでもらえた、と思ってしまいます。しかし、それは大きな勘違いなのです。

なぜこのようなことが起こるのでしょうか。

患者さんが、特別記憶力が悪いからではありません。身に沁み込んでいる「**心のクセ**」**が抜けきらないからです**。考えてみればもっともなことで、三十年とか四十年とか、さらにはもっと長く生きてこられた患者さんたちは、うつ病になるまでそれぞれの病前性格、つまりそれまでの心のクセで生きてきたわけです。心のクセが、根強く、根深く、心を支配していても何の不思議もありません。ですので、治療者側も何度でも何度でも、同じことを、同じような熱意でもって言い続ける必要があります。

うつ病治療に関しては、これこそが治療のコツなのです。繰り返し患者さんに伝えることを面倒に思い、「前にも言ったでしょう」といった態度で言っても、患者さんはよくなりません。患者さんの心のクセが変わっていくまで、何度でも何度でも同じことを厭《いと》わずに言う必要があります。時には何年も。十年以上にわたり言い続けなければならないことも稀にはあります。セラピストたるもの、それくらいの心の準備をしておかなければなりません。プロなのですから。

本書は、**自分でうつ病を治すための本です**。医者等から言われるのではなく、自分で自分に言い聞かせ、治療を進めていってほしいと思います。ですが、精神科医・心療内科医あるいはカウンセラー等にかかるからといっても、それが自分で自分を治さないということにはなりません。助けを借りつつも、治していこうとする主体はどこまでも本人です。ですから、必要を感じればプロの助力を得てください。

ただ、おこがましい言い方で恐縮ですが、本書で述べられている言わば「技法」を身につけているセラピストはそう多くはありません。もちろん、私よりすぐれたセラピストはいくらでもいるでしょう。が、まずは本書の内容をご自身で実践していただくことを、おススメいたします。ですが、繰り返します。希死念慮が高い場合は別です。すぐさま、プロに助けを求めてください。そして、この医者やカウンセラー、合わないなと思えば面倒でも何とか頑張って医者ないしカウンセラーを変えてください。と言っても、一度や二度の面接で医者やカウンセラーとの相性がわかるわけではありません。少なくとも四、五回は続けて通った方がいいと思います。ですが、また繰り返します。そうこうしているうちに希死念慮がさらに高まれば話は別です。すぐさま、医者ないしカウンセラーを変えるか、そのような状況に今自分があることをしっかりと説明してください。

先ほど、「記憶力が悪いわけではありません」と書きましたが、うつ病が重くなってくると、偽認知症（昔は偽痴呆と言ったのですが）と言われる状態になることがあります。頭のエネルギーが低下しすぎて物覚えが極端に悪くなります。思考も滞ります。本物の認知症と区別がつかなくなるくらい脳の機能が低下することもあるのです。

しかし、うつ病における知的能力の障害は一時的なもので、うつ病の回復とともに改善してきますので、過度に心配する必要はありません。

さて、うつの人の朝の乗り切り方に戻りましょう。

01 迷わず、悩まず、とにかく仕事に行く

繰り返します。**とにかく、出勤してください。**遅刻もしないでください。そのほうがかえって楽なのです。つらいのは重々承知の上で言っています。仕事中も、息絶《た》え絶《だ》え、へ

トヘト。仕事が終わる頃には疲労困憊《こんぱい》の状態かもしれません。ですが、それゆえにこそ「今日も何とか一日頑張った」と、達成感を感じることができるでしょう。

休んでしまうと、「今日も休んでしまった」、「自分に負けてしまった…」など、一日中、敗北感さらには絶望感に打ちひしがれることになってしまいかねません。いやな気分で一日を過ごさなければなりません。

また、たとえば、仕事の後ビールを一缶飲んでホッとする、などという小さな（でも、かけがえのない）楽しみも味わうことができません。休んでしまえば、同じビールを飲んでもおいしくないでしょう。苦く、単に苦く、まずくさえ感じるかもしれません。休むことで、うつ病がさらに悪化してしまうおそれがあるのです。

月曜日から金曜日まで、休まず通して行けたとします。すると、金曜日の夜に飲むビールの味はまた格別でしょう。私は、お酒をほとんど飲まないので実感はできませんが、患者さんからよく聞きます。それは嬉しそうな顔でおっしゃるのです。私は金曜日の夜も診察していましたので、一週間頑張れた直後の、達成感に満ちた清々《すがすが》しい笑顔を何度も目にしています。こちらまで嬉しくなってしまいます。そのうえ、楽しい週末が待っています。ゴロゴロするのもよし。好きなことをするのもよし。頑張った人だけに与えられる格別な恵みです。このサイクルが身につけば、もう治ったも同然です。

02 頑張れ！ は禁句か

うつ病の人に頑張れというのは禁句、という考え方があります。ひと昔前でしたら、それでよかったのですが、うつ病が軽症化してきた現在、もはやそれはタブーではありません。うつ病の軽症化とともに、新型うつ病（怠けうつ病と周りの人たちから思われる状態）が増えてきた現在、「頑張ること」はうつ病克服の必須条件でさえあります。

ただ、何度でも言いますが、希死念慮が強い場合は例外です。

では、迷わず、悩まず、とにかく仕事に行く、にはどうすればよいでしょう。

03 仕事のことは考えずに朝を過ごす

うつの人は朝から悶々《もんもん》としています。――今日も嫌いな○○さんに会わないといけない…、今日も仕事大変そうだ、おまけに今日は社内プレゼンがある…等々――職場のことで頭が埋め尽くされていると思います。負担を感じることばかりでしょう。これでは、「今日は体調不良で休ませていただきます」云々《うんぬん》の電話をかけることにつながっても仕方ありません。

では、どうしたらいいでしょうか。考えないことです。朝、目が覚めた直後から会社のことは考えないようにしてください。できるなら、一切考えないようにしてください。職場のこと、仕事のこと、人間関係のこと、等々何も考えないように。

目の前のしないといけないことのみに意識・注意を向けるのです。とにかく、仕事以外のことに意識・注意を向けるようにしてください。

さて、朝がきました。起きなければなりません。目覚まし時計を止め、布団をはがし、体をタテにする。それら、一つ一つの行動に注意を向けてください。仕事のことに意識が向かないようにするためです。

そう言われても、それがなかなか難しい…とは思わないでください。難しい、と思えば余計に難しくなります。そんなこと簡単、とまでいかなくても、難しい、と思わないだけでずいぶん行動に移しやすくなります。

と言っても、特に冬場は、まず、布団から出るところが大変だと思います。

こんな患者さんがいました。四〇代の会社員で朝起きることがとても苦痛でついつい仕事を休みがちになってしまいます。ところが、その方は一計を案じて電気敷毛布を購入。タイマーをセットし、朝四時頃から体が温まるようにしました。すると、六時に起きる頃には体がすっかり温《あたた》まっており、すぐに布団《ふとん》から出られるようになりました。体が温まり血行が良くなって布団から出やすくなったのでしょう。

こんな患者さんもいました。冬場、起きようとしても、部屋の空気が冷たくて起きられない。居心地のいい布団から出られない。そこで、その方はエアコンを使い、起きる頃には部屋全体が十分に温まっているようにしました。すると、すんなりと起きられるようになりました。このような方は実は少なくありません。文明の利器はどんどん活用するほうがよいでしょう。電気料金は上がりますが、それでも仕事を休むよりはずっとマシです。

また、なかなか目が覚めない人もいます。つまり、目が覚めてしまうと、仕事に行くための用意を始めないといけない。なもので、目が覚めることを、体が、そして無意識が、拒絶するのです。

無意識は、意識よりもずっと強大な力を持っています。 フツウの人には理解が難しいかもしれませんが、目覚めることを無意識が邪魔するのです。ごく平均的な知能の持ち主であれば、目覚まし時計を増やすなどの工夫をするはずです。ですが、うつの人の中でもこのような（目が覚めない）強者《つわもの》は、その工夫をする心が働かないのです。起きたくないから。仕事に行くのが嫌だから。

そのような患者さんには、このメカニズムを説明し、目が覚めるよう、目覚まし時計の数を増やしてもらいます。それでもダメな場合、五〇cmぐらいおきにベッドから離して、五分ずつ時間をずらして目覚まし時計を設定してもらいます。五つの目覚まし時計を置いてやっと、どうにかこうにか目が覚めるようになった方もいました。

目が覚めることが完全に習慣づいてから徐々に目覚まし時計の数を減らしていきます。習慣化すれば、一つの目覚まし時計ですむようになります。

このような患者さんは少なくなく、前記のような説明・提案をするのですが、なかなか真《ま》に受けてもらえません。四つも五つも目覚まし時計を置くなんてそんな馬鹿な?! そんなことで起きられるようになるものか?! と言わんばかりの顔をされることが多いのです。ですが、そこでめげないのがプロです。ニコッと笑って「まあ、だまされたと思って一度試してみてください」と言うと、三人に一人くらいが実践してくれます。つまり、三人に二人は実践してくれないのです。

「それぐらいの努力はしろよ」と心のなかでは思うのですが、怒ってみてもことは解決しません。よほど目を覚ましたくないのでしょう。よほど仕事に行くのが嫌なのでしょう。このような場合には、なだめつつ、諭しつつ、努力ができるようになるまで待つしかありません。

目が覚め、起きれるようになったとしても、その先が大変です。目が覚めたら、次は出勤するか休むかの葛藤に悩まなくてはなりません。でもここは、行く！とハナから決めてかかってください。休むという選択肢を自分に与えないでください。言いましたように、行くことが習慣化すれば楽に出勤できるようになっていきます。

と言って、一日や二日でどうこうなることではありません。習慣化するまでに、何週間あるいは何ヵ月かはかかると思います。何とかそこを乗り切りましょう。そうするとずいぶん楽になるのです。

04 洗顔に集中

やっと起きることができました。次に為すべきことはトイレと洗顔でしょうか。トイレに行けない人は今まで一人も知りません。が、洗顔となると、また会社のことが思い浮かび手が止まってしまいます。考えないでください。考えないのが無理でしたら、別のこと

に意識を向けてください。なんでも結構です。とにかく、仕事以外のことに意識を向けて、

仕事のことを考えないようにしてください。

テレビやラジオをつけて流れてくるニュースなどに注意を向けるのも一方法です。が、その時間帯の番組は、天気予報で「今日は午後から雨がふりますので、ご出勤には傘を持って行った方がよさそうです」などと仕事にまつわる単語が出てくることも多く、逆効果（仕事に意識が向いてしまう）となることもありますので、あなたの出勤時間帯にこのような言葉が流れそうならテレビやラジオはやめましょう。

別の方法に切り替えてください。音楽を聴くとか落語を流すとか…。音楽なら映画『ロッキー』のテーマ曲など、元気の出るものがよいでしょう。あの曲を聴くと、あきれるほど毎回同じように元気が湧いてくるという人もいます。と言っても、人それぞれですから、出勤のための心のハードルが下がる効果のある音楽であれば、クラシックでも演歌でもなんでもいいのです。朝から『ロッキー』というのも、うつの人には圧力がかかり過ぎて、かえってダウンするかもしれませんし。

野球選手のイチローが、バッターボックスに立つときのテーマ曲に一時『天城越《あまぎご》え』を

使っていたとか。バッティングと『天城越え』ではマッチング悪すぎと思うのですが、その時期はそれがフィットしていたのでしょう。周囲がどう思おうが、この感覚（自分に合う）を大切にしてください。

朝から落語か、と思う人も多いでしょう。私もそう思います。ですがたとえば、古今亭志ん朝の声の調子とかノリは、朝でも十分フィットします。何よりとにかく笑えます。そして、笑うことの効果は本当に大きい。

ついでに言うなら、うつの時でも、笑っている顔マネをするだけで脳が反応します。この人、今、楽しいんだと脳が解釈し、本当に楽しいと感じている時に脳から放出される元気がでる脳内物質（エンドルフィン、セロトニン、ドーパミン等）が分泌されます。

これは一瞬にして効果が上がります。今、つらい思いをしている人、口角を上げてウソ笑顔でいいですから作ってみてください。脳が反応してくれます。それを実感できる人は少なくないと思います。そして、その分、少しですが体と心が軽くなります。

うつの人に笑え、と言うのも酷《こく》な話かもしれませんが、言いましたようにウソ笑いでもいいですから生活の中にできるだけ多く取り入れてください。わずかではありますが、確実に過ごしやすくなります。

テレビ・ラジオ・音楽・落語、さらには笑顔にまで話が及びましたが、とにかく何でもいい。出勤のための一連の動作がストップしてしまわないための工夫なら何でもいいのです。

家を出るまで、歌を歌い続ける人もいました。贔屓《ひいき》のプロ野球チームの打順を考え続ける人もいました。小さな声で「あー」と言い続ける人もいました。

脳は二つのことを同時にこなすことが苦手です。例外的には聖徳太子のような人もいるでしょうが、聖徳太子でもうつになれば一つか二つのことしかできなくなるでしょう。

ともあれ、「あー」と言い続けるだけで、別のこと(仕事のこと)を考えづらくなるのです。

そして、仕事のことは考えずに淡々と朝食を摂り、というか食べることに意識を集中させる。よく噛んで食べる。次には着替えに集中。靴を履《は》くことに集中。

05 玄関を出るのが大変

ここまでは何とかできたとしても、まだ難関が待ち構えています。つまり、出勤の用意が完全にできているにもかかわらず、玄関のドアを開けられない人がいます。そこでまた大きなブレーキがかかるのです。

この「症状」がひどくなると、玄関口で急に睡魔に襲《おそ》われ意識を失う（寝入ってしまう）人さえいます。無意識の力はそこまで強力なのです。

しかし、大人たるものそれに負けるわけにはいきません。

ある患者さんは、**玄関の扉に「開ける！」と大書し貼り付けました**。功を奏しました。そういった「努力」が大事なのです。

またある人は、服を着替え終わるや否《いな》や、ヘッドフォンで好きな音楽を聴き、そこに意識を集中させ、家から出ることに成功するようになりました。バスや電車に乗るまで音楽を聴き続ける。とにかく、仕事以外のことに意識を向けるのです。

ただ、くれぐれも交通事故には注意してください。交通に注意を向けるだけでもいいかもしれません。交通事故が起こらないように気をつけるだけで「仕事以外のことに意識を向ける」ことにつながるでしょう。

06 バスや電車での過ごし方

次にまた関門です。電車やバスに乗り込むと、その間、体の動きが止まってしまいますので、またもや仕事のことが頭をもたげるのです。ここは、音楽や本や雑誌や新聞などの出番です。車内のいろいろな広告に注意を向けるのも一つの方法でしょう。

あるいは、申しましたように、何か他の興味のあることを考え続けることでも結構です。プロ野球やサッカーのこと、好きなテレビドラマの展開を予想するなど、なんでも結構です。仕事が終わった後の楽しみを一つ用意しておくのも一方法です。

ある人は、仕事帰りに毎日のようにレンタルＤＶＤを借りて楽しむことを、一日頑張った自分へのご褒美《ほうび》としていました。

また、ある人は、**仕事帰りに自分の好きなスウィーツを一つだけ買い、食後に楽しむこと**を自分へのご褒美としていました。

ただ、ここで注意をしないといけないことは、アルコールです。アルコールをご褒美にすると、量が次第に増えていきアルコール依存症になってしまう恐れがあります。一度《ひとたび》アルコール依存症になると、完全断酒をしないといけなくなります。節酒はもはや不可能です。一生お酒を楽しみたい方は、決して深酒を習慣としないでください。うつの人はアルコール依存症になりやすい傾向があります。ですので、ご褒美をアルコールにするのは好ましくありませんが、実は多くの方がアルコールをご褒美にしています。

ここで、アルコール依存症の恐ろしさを言っておきます。

私は以前、薬物・アルコール依存症治療の専門病院に勤務していたことがあります。依存症になってしまうと、立ち直るために多大なエネルギーを要します。なので、依存症にならないように細心の努力をすべきです。

ですが、うつの人は、細心の努力を為《な》すだけのエネルギーを持ち合わせていませんので、やはりアルコールをご褒美にするのはやめておいた方が無難《ぶなん》です。

例外もあります。お酒に弱い人は、多くの場合アルコール依存症になりたくてもなれません。なにしろ、飲みたくても、少ししか飲めないのですから。少し飲んだだけで顔が赤くなってしまいますので、フラッシング・タイプと呼ばれたりもします。この型の人がごく少量のアルコールでストレス発散できるとするならば、うつの場合でもお酒を飲んでかまいません。

参考までに、依存症の定義を述べておきますと「お酒が原因で何か困った事態となる。だが、やめられない」人のことです。

アルコール依存症は、他の体の病気と違って数字では測定できません。毎日のように大酒を喰《く》らっても、体も壊さず、経済的な問題も生じず、家族も困らない、仕事にも何の支障もない。そのような人にはアルコール依存症の病名は付《つ》きません。

一つでも問題が生じ、それでもやめられない人がアルコール依存症なのです。たとえば、肝臓を悪くしたのにやめられない。経済的に苦しいのについ買ってしまう。悪い酔い方をして、友人や家族に迷惑をかけるのにやめられない。飲み過ぎて次の日の仕事に差し支える、にもかかわらず飲んでしまう。そのような人は依存症です。

自分が依存症であることを認識するのはとても難しいことです。うつ病の人は、つらさをお酒で紛《まぎ》らわすことを続けているうちに、アルコール依存症を併発しやすいのです。ですから、お酒との付き合い方にはくれぐれも注意してください。

さて、バスや電車の中の過ごし方の話に戻ります。バス・電車で生じる症状のなかでも手ごわいのが、過敏性腸症候群です。急に便意をもよおすのでとても困ります。少し意地悪な言い方となりますが、これも仕事に出ることを回避するための無意識のなせるワザと考えることもできます。

恐いのは、この症状を出せば仕事にいかなくて済む、と体と無意識が認識し始めることです。このサイクルにつかまってしまうと、もう完全に過敏性腸症候群の支配下に置かれることとなってしまいます。

ある程度以上に意識の強さをもった人であれば、そんな力に負けてたまるかと、頑張って意識の力で乗り越えてください。するとだんだん過敏性腸症候群の方が、症状を出しても無駄と考えはじめ、すごすごと退散していきます。

ですが、そんなこと言われても絶対無理、と思う人がほとんどでしょう。実は私もそう思います。

ところが、世の中には凄い精神力の持ち主がいるのです。

過日、長野オリンピックのスピード・スケートで金メダルを取った清水宏保《しみずひろやす》さんと対談させていただいたのですが、彼は、幼少期より喘息に苦しんでいたとのことです。喘息症状が激しくなっても、練習を止めなかったとのこと。そもそも喘息は運動により悪化します。その運動で喘息を克服しようとするのですから、無謀な話とも言えますし、正面突破を志したとも言えます。清水さんは見事に正面突破をされて、世界有数のアスリートになられたのです。

そのように特別な人のマネをしろと言うのは、われわれ凡人には酷なことですが、できることなら症状を出さないように何とか便意をこらえて目的駅まで乗り切ってください。

それが難しいようであれば下痢止めを使うのもいいでしょう。下痢止めは、体にあまりよくありませんが。下痢は、体にとって不必要なもの、悪いものを排泄しようとする体の反応ですから、下痢は止めずに排泄してしまった方が良いのです。

ですが、会社に行けないよりはマシです。服薬してでも会社に行く方がベターです。また、便意が強まると、途中下車して用をたすのも一方法です。そのためには少し時間に余裕をもって家を出ないといけませんが。

通勤が軌道に乗ると、そのような症状を出しても無駄と「あきらめて」徐々に症状のほうが消褪《しょうたい》していきます。

07 会社に入る

ここまで努力して会社の前までたどり着いても、もう一息なのに、そこで引き返してしまう人も少なからずいます。どうしたらよいでしょう。

ここでもまた「考えない作戦」です。職場が目前に迫っているわけですから職場で生じるであろう様々な面倒なことが頭をよぎるのも無理からぬところです。「ラスボス」（自分の仕事机にたどり着くまでのミッション・プロセスにおける）と呼べるかもしれません。ですから、最初から「ラスボス」出現の心積りをしておいてください。

その心構えをしておき、こちらも「武装」しておくのです。今まで述べてきた技《コツ》の数々をすべて思い起こしてください。それらを総動員して「ラスボス」に打ち勝つのです。交通のみに気を配って歩く、音楽に集中する、などを心掛け、「武装」をさらに一段と強化して、自分の仕事机にまでたどり着いてください。

自分の机にたどり着きさえすれば、それだけで、辛《つら》い嫌《いや》な気分から少なくとも少しは解放されます。体と無意識にしみ込んでいるであろう仕事を始めるためのルーティンが働きはじめます。鞄《かばん》を置く、上着を脱ぐ、ペンを机に揃《そろ》えるなどなど。ルーティンに身を置いている間は、余計なことを人間は考えにくくなります。この「ルーティン」がとても大切。

たとえば、イチローは、自分の集中力を高めていくための実にカッコいいルーティンを身に着けています。あのレベルは無理だとしても、工夫すれば自分の力を発揮しやすい状況は作り出せます。

私の場合はかっこよくもなんともないのですが、**腕まくりをするだけで、仕事モードに**

入りやすくなります。少しだけですがパワーアップも図《はか》れます。

自分の机にたどり着くと、達成感を感じることもできます。自分を褒めてあげていいでしょう。「よし、やった。たどり着いた！」。普通の人には理解が難しいかもしれませんが、うつの人にはこれが「偉業」でさえあるのです。少なくとも家族の方はわかってあげてください。職場の方にも理解をお願いできたらと思います。言わんや、医療従事者においてをや、です。

08 「共生《ともいき》」

私が勤務する京都文教大学は「共生《ともいき》」を建学の理念に掲げています。私は仏教徒ではありませんが、「共生」の精神には大いに共感します。私は著書で「両雄並び立つ思想」などとも表現していますが、これはまったく「共生」とイコールではないにしろ、相通じるところがあります。

ここで、「共生」についてもう少し踏み込んだ話をしておきたいと思います。

過日、プロボクシングの元世界ヘビー級チャンピオン、モハメド・アリ氏が亡くなりました。とても強い選手でした。現役時代には「蝶のように舞い、蜂のように刺す」と自らを表現し、それは彼のキャッチ・コピーにもなりました。

ボクサーとしても恐ろしく強かったのですが、さらにすごいのは、反戦運動・差別撤廃運動に徹したところです。

たとえば、レストランでのいわれなき人種差別に抗議して、オリンピックで勝ち取った金メダルを川に投げ捨てたり、ベトナム戦争への兵役義務を拒否してチャンピオンベルトを剥奪《はくだつ》され、投獄されたり。にもかかわらず、再びチャンピオンに返り咲いたのです。

二〇一六年六月三日ご逝去。柩《ひつぎ》が乗せられた車の周りには何万もの人々が駆けつけました。式場までの経路には花が敷き詰められ、天国へと誘《いざな》うフラワーロードがしつらえられました。さらには、皆が車に献花しようとするため、フロントガラスさえ花で埋め尽くされる状態。式場には、元アメリカ大統領のビル・クリントン氏をはじめ、そうそうたるメンバーが参列していました。

すごいなと思ったのは、彼は敬虔《けいけん》なイスラム教徒であったにもかかわらず、キリスト教の指導者や仏教の指導者、そして先住民族（ネイティヴ・アメリカン）の指導者たちも参列していたことです。

一神教を信じているから排他的、などといった単純な認識では不十分でしょう。逆に多神教だから寛容である、とも一概には言えません。モハメド・アリ氏を見てください。彼は敬虔な一神教徒であったにもかかわらず、他の多くの宗教家をも惹《ひ》きつけたのです。宗教さえ超える「何か」に人間の魂が触れるとき、争いのない世界が実現する可能性があるのです。モハメド・アリ氏が、そのことを示しました。実に大きな仕事《オプス》をなされたのです。

宗教を超える何か。このことについて書き始めると長くなりすぎます。おそらく次に私が挑戦するのは、このテーマです。これまでの常識を超えた視点から書きますので、賛否両論あろうかと思いますが、ぜひご意見・ご批判いただければ幸いです。

少し長い挿入となりましたが、この「共生」の精神さえあれば、うつ病の人も、もっと生きやすくなるでしょう。ですが、まだそこまでは至っていない社会で、今日も生きていかねばなりません。もちろん、うつの人も。

さて、これから仕事です。どうやって乗り切ればよいでしょう。

第2章

職場での心の持ち方

元プロレスラーのアントニオ猪木さんに「皆さん！ 元気ですか！？」と聞かれて、「はい、元気です」と答えることのできる人は幸せです。「元気があれば何でもできる」との彼の言葉もまことにもってその通りです。

逆に言えば、元気がないと何もできない。 エネルギーがないと何もできない…ということです。そして、そのような方が、少ない元気を振り絞って本書を読んでくださっています。と言って、元気のある人が読んではダメだというわけではもちろんなく、**本書はうつ病の予防にも役立ちますので、**元気な人にも読んでいただければ。うつ病になってしまうと、回復が大変。と言っても、予防のための努力がコンスタントにできる人は実のところ限られています。

一般論になりますが、うつ病に限らず病気になりきってしまうと、治すのがなかなか大変です。そのことをよく知っておりますので、私は何か症状が出始めたら、すぐに対応をします。それよりもさらに良いのは、何か症状が出始める前に予防をしっかりと心がけることです。

病気にならずにすむと、結果的に人生を充実して過ごせる時間がぐっと延びます。治療にお金や時間やエネルギーを費やすことをせずにすみます。

09 目の前のことのみに徹する

仕事机に座りました。仕事が始まります。でも、あなたはいろいろなことに気を取られ、仕事に集中できていません。

「昨日、仕事を休んでしまった。今日は来てみたものの…皆にどう思われているだろうか…。」

「あの上司、いつも私だけにつらく当たってくるような気がする…。今日も叱られるかも…。」

「隣のAさんはすごく仕事が速く、そして正確。私のことを見下していないだろうか…。」

「Bさんは、私の前を通り過ぎるときいつも鼻に手をやる…。加齢臭が始まっているのかな…。」

などなど、あなたの頭と心は雑念だらけで、仕事どころではないのではないでしょうか。元々《もともと》うつでしんどい思いをしているのに、おまけにこんなことではとてもじゃありませんが、集中して仕事などするのは無理でしょう。

うつの人は、だいたいこのように「考えても仕方のないこと」を考えて、自分で自分を追い詰めていくようなことをします。

ですので、「考えても仕方のないこと」と「考えなければいけないこと」をはっきりと切り分けることが大切です。

先ほど、雑念の例をいくつか挙げましたが、これらはすべて考えても仕方のないことです。うつでない人でも、このような雑念は当然、頭に去来します。ですが、それらに強く囚《とら》われることはありません。うつの人は、強く囚われ、ただでさえ少ないエネルギーをますます消耗《しょうもう》するのです。ですので、**うつの人もフツウの人でも、「考えても仕方のないこと」を放っておくだけで、ずいぶんとラクになります。**

蛇足ですが、加齢臭については石鹸《せっけん》を替える等、対応の仕方がありますから、考えても仕方がないとは言い切れませんが、仕事中に考えることではありません。仕事中は、目の前の仕事のことにのみ神経を集中させてください。

患者さんにそのあたりのことが伝わりやすくなるように、私は次のような言い方をよくします。

私（秋田）が、たとえば、患者さんに人気があるだろうかとか、病院スタッフに嫌な先生と思われていないだろうか、などと考え始めたらどうなるでしょう。仕事にならなくなります。少なくとも仕事の質が落ちます。そのような「考えても仕方のないこと」は一切考えずに、目の前の診察に集中するようにしています。

このように、目の前で、医師と患者の二者で共有できる具体例で話されると患者さんの「ナルホド感」は高まります。

先ほど、交通事故の例を挙げましたが、これも、今日、私（秋田）にしろ、あなたにしろ、帰りに交通事故で死ぬかもしれません。気をつけていても、車が歩道に乗り上げてくるなんてこと、最近よくありますし。でも、そのようなことを考えても仕方がないのです。われわれにできることは、交通ルールを守り、普通に注意することぐらいです。あとは天が決めること…。

などと、私はよく言います。診察のたびに同じようなことを繰り返し言います。**「考えても仕方のないこと」と「考えなければいけないこと」が**（普通の人でもある程度そうでしょうが）**うつの患者さんは、ひどくごちゃ混ぜになっているのです。ですから、それらを切り分けるクセをつけることが治療につながります。**

私の例で挙げたように、目の前の患者さんの治療をどのようにしないといけないのかを考えることは、考えなければならないことです。が、人気があるかとか、嫌な先生と思われていないだろうかとかは考えても仕方のないことです。

漠然《ばくぜん》と考えないことです。考えても仕方のないことを、漠然と意識に浮遊《ふゆう》させないことです。抽象的な思考に囚《とら》われないでください。具体的に考えてください。

病院スタッフとよい関係を保つためにはどのようにしたらよいか、などを具体的に考えることには意味があります。**漠然と「嫌われているのではないか」などと考えることはうつを悪化させます。**

このような、いわば「技法」を習得すればずいぶん楽になります。何度も申しますが、患者さんがこれまでに身につけてきたクセはとても強固に心に根を張っています。ですから、今言ったような態度がすぐに身につくはずもありません。

治療者側に申し上げます。「もう何回も言ったのに」といった態度はとらず、何度でも何度でもめげずに言い続ける必要があります。

この「技法」が難しくないことを強調することも大事です。「考えても仕方のないことを考えている。ダメだダメだ。仕事に集中！　集中」と**気分を切り替えることは一瞬でできます。**一秒もかかりません。何しろ気持ちを切り替えるだけですから。三千六百回試みたところで、所要時間は一時間です。三万六千回もする必要はないでしょうが、仮にそうしたとしても、たかだかトータル十時間です。

ごちゃごちゃ考えずに目の前のことに集中するという「技法」は、うつ病治療の核心です。これができるようになれば、もうすでに半分は治ったと言えるでしょう。うつ病と言ってもいろいろな型がありますので、一概には言えませんが、これだけでほぼ完全寛解（完全によくなること）に至る人もめずらしくありません。この「技法」だけでよくなった患者さんを目の前で数多くみてきた私が言うのですから間違いありません。自信をもって言えます。

簡単すぎて、こんなことでよくなるのだろうか、と思われる方も少なくないと思います。ですが、正解はいつもシンプルなものです。数学においては、数式や証明の美しさが尊重されます。美しい、とまではいかなくても、このシンプルさが「技法」の正当性を証明しているように感じます。

そして、これは日本で生まれ育った精神療法である森田療法の治療論の中核でもあるのです。一口に森田療法と言っても、広く深い世界観を持っていますので、ここが中核である、と断言するのは実はそう簡単なことではないのですが。

私は医者になりたての頃、当時、高知医科大学の神経精神医学教室の教授であった池田久男先生の診察の助手につかせていただく機会が数多くありました。池田先生の精神科治療思想の中心にあったのは、（そうとはおっしゃらなかったものの）森田療法であったと感じます。その池田先生から教えていただいた「技法」を私なりにアレンジして使っているのです。

私は精神科医であり、かつユング派分析家（深層心理学の一領域の専門職）です。ユング心理学においては、夢分析や他のイメージ技法を用いて、もっと深くクライエントさんの心になかに分け入り、クライエントさんが自らの物語を紡《つむ》いでいく手助けをします。このような分析的技法でないと納得感が得られない場合には、分析（心理療法）を受けていただくことになりますが、多くの場合、そこまでの必要はありません。うつから抜け出すことができるだけで喜んでいただけます。

この、森田療法的「技法」は本書の「肝《きも》」に当たる部分でもあります。それこそ、肝に銘じていただけたらと思います。頭に叩き込んでおいてください。何しろ、**とてもとても簡単で、それでいて効果は絶大なのですから。**

ところが、そんなのムリとおっしゃる患者さんも少なからずいるのです。そんなことを言われても自分にはできない、と。そのような方の多くは、この「技法」がすぐに身につくものと思っているのです。つまり、実のところ、すぐに身につけるのが無理だと言っているのです。そこを勘違いしてはいけません。簡単だと言っても、わずか十回や二十回(十秒や二十秒)でそれまでの心のクセが変わるわけがありません。だから三千六百回などと言ったのです。

「あっ、またいつもの悪いクセが出てる。目の前のことに集中！ 集中！」と何度でもやり直してください。その何度でもやり直すことを含めて「簡単」と言っているのです。何しろ一回一秒かからないのですから。一瞬で目の前のことに立ち戻れるのですから。

ですので、無理と決めてかからないでください。無理ではありません。誰にでもできます。

実を言うと、**うつの人だけでなく統合失調症や不安障害など多くの病態に適応できる非常に優れた「技法」なのです。**

10 日本の心理療法

森田療法という言葉が出てきたついでといってはなんですが、日本の精神医学教育、臨床心理学教育について少しだけ述べます。主に治療者の方に向けての話となりますので、うつでしんどい人は、この部分は飛ばしていただいても結構です。

精神医学教育では、森田療法など、日本生まれの精神療法も少しは教えられますが触れられる程度です。決してじっくりと腰を据えて学ぶことができるような環境ではありません。教えられるものはと言えば、そのほとんどが西洋で生まれ育った理論や技法ばかりなのです。

日本生まれの精神療法がないのであればそれも仕方のないことですが、すばらしいものがいくつもあるのです。それにもかかわらず、あまり教えられていません。これは西洋コンプレックスの一つの表れとみることができるでしょう。

見回してみれば、われわれの生活全般にわたって西洋流がはびこっています。蔓延《まんえん》しています。髪型・服・靴・鞄・アクセサリー…。大学へ着けば、建物がそもそも洋風ですし、机・椅子、そしてトイレに至るまでもうほとんどが洋式化されているのです。それがあまりに当たり前になった現代、西洋に「支配」されてしまっていることにさえ気づいていないのが現状と言えるかもしれません。グローバライゼーションと言っても、それは西洋化にすぎないとも言えます。言語からして英語が世界の共通語のようになってしまっていますから。

教えられる学問もそうです。精神医学に関しては述べましたが、臨床心理学に関しては事《こと》はもっと深刻です。現在、京都文教大学臨床心理学部で教えられている臨床心理学のそのほとんどすべてが西洋に由来するものなのです。

私からして、わざわざスイスにまで留学し、ユング心理学を収めた身ですから、大言をしてはいけないのかもしれません。ですが、指摘はできます。

京都文教大学は故・河合隼雄先生が手掛けられた唯一の大学なのです。そして、教育体系はとても充実しています。ですので、臨床心理学徒には、一目も二目もおかれています。

その大学にして、このありさまです。その現状を打破すべく、私は二〇〇七年から日本的精神性研究のイベントを学内で始め、その実績を踏まえ二〇一六年度から『日本の心理療法』を正規の講義としてカリキュラムに組み込むことができました。

その科目の教鞭を執《と》っていただく真栄城輝明先生にも加わっていただき、二〇一四年に『日本の心理療法　思想篇』（新曜社）を上梓しました。二〇一六年には『自我篇』が、二〇一七年には『身体篇』がそれぞれ刊行されました。続いて『国際比較篇』が刊行される予定です。さらに少し間をあけて『背景篇』が出版され、「日本の心理療法シリーズ」が完結予定です。

決して充分なものとはなっていませんが、それでも日本の心理臨床教育の西洋依存に一石を投じる仕事にはなるであろうという自負はあります。あつかましいことながら、ぜひお読みいただけたらと思います。特に、学生さんや若い先生方に。

蛇足ながら、先ほどから精神療法と心理療法という言葉を説明せずに使い分けていますので、一応の説明をしておきます。これは簡単なことでして、精神医学領域においてサイコセラピーが行われる場合それが「精神療法」と呼ばれ、臨床心理学領域において行われる場合「心理療法」と呼ばれるだけのことです。

11 お昼休み

職場の話に戻ります。朝、やっとのことで職場までたどり着き、午前中、しんどいながらも「目の前のことに集中作戦」で仕事を乗り切った方々、お疲れ様です。よく頑張ってくださいました。**この頑張りが、実は治療そのものなのです。日々つらいながらも頑張っているると、ほんの少しずつですが、確実に心の力がついてきます。**そして習慣化されたら、ラクに仕事に取り組めるようになります。

ともあれ、やっと昼休み！

ところが、ここにも落とし穴が待ち受けています。と言うと少し大げさですが、お昼ご飯をしっかりと食べ過ぎて午後の生産性が落ちる人が多いのです。「生産」どころか、うつらうつらして、仕事にならなくなってしまう人さえいます。

食事の摂《と》りかたについては、実のところ、一般論を言うのがとても難しく、詳しくは後述しますが、現代人の多くは往々にして食事を摂りすぎています。

お昼ごはんは少なめに抑えておいた方が無難です。腹八分目ないし六分目、ないし四分目、ないし全《まった》く食べない…。いろいろな選択肢があります。

ある程度しっかり食べないと元気が出ない人もいますし、ほんの少し食べただけで胃がもたれてしまって、午後の仕事に差し支える人もいます。

水分は十分にとらないといけないのですが、**食事に関しては自分にとっての適量を見極めてください。**模索《もさく》してください。強いて一般論を言えば、うつの人の場合、腹四分目あたりが適量の人が多いように思います。

そして、その少量をよく噛《か》んで食べてください。よく噛むと体にいい、負担がかからない、というのは、もはや説明の必要はないと思います。

食後は、できればごく短時間でもいいので、昼寝をおススメします。十秒でもウトウトすれば、午後がずいぶんラクになります。と言って、昼寝は三十分以内にとどめてください。それ以上寝ると、眠りが深くなりすぎて、目覚めたあと、かえって体が重だるく感じ、午後の仕事にスムーズに入っていけません。

昼寝が不得意な人は、できるだけリラックスした姿勢で目を閉じるだけでも効果があります。脳が休むことができるのです。

現代において、パソコン抜きでの仕事は考えられません。皆さん、目に負担がかかっていると思います。目を休めることは、全身を休めることにつながります。ですので、目を閉じてリラックスするだけでも効果があるのですが、アイマスクを使うのも一つの方法でしょう。

いろいろなタイプがありますが、目を温《あたた》める機能のついたアイマスクもあります。目の血流をよくすることによって、目と体のリラックス効果を高めようとするものです。しかし、これは、合う・合わないがあります。つまり、個人差がありますので、ご自分で試してみてください。すごくリフレッシュできるという人もいます。ドラッグストア等で購入できます。

もう少し目のことに関して述べます。目は、紫外線そしてブルーライトの影響を強く受けます。その光を受けることによって目が疲れます。それを防ぐための一方法として、紫外線カット・ブルーライトカット機能のついたメガネが売られています。おススメは、やや値がはりますが、ドイツ製の「エッシェンバッハ　ウェルネスプロテクト」というものです。ネットで購入できます。私もごく最近使い始めましたが、目の負担がすごく軽減されるように感じます。もちろん、個人差はあるでしょうから万人におススメできるというわけではありません。ですが、一度試してみる価値は十分にあると思います。体の疲れも違ってきます。…宣伝料は一切もらっていません。念のため。

まったく眠くない、昼寝もしたくないと言う人もいます。そういう人は、外に出て十分でも二十分でも散歩することをおススメします。血流がよくなり、体が活性化し、午後の仕事の効率が高まるからです。

同じコースを回る方が落ち着くようなら、そうすればいいですし、いろいろと別の風景が目に入る方がリフレッシュできるという方は、いろいろとコースを変えてみるのもいいでしょう。

脳の活性化のためにはコースを変える方がよいという研究者が多いのですが、毎回のようにコースを変えると、かえって疲れしまうという人もいます。ここでの散歩の目的は、あくまでもうつからの脱却ですので、コースを変えることにこだわる必要はまったくありません。

歩く速度は、これまた自分で模索してください。うつと言っても、比較的体力のある方なら、少し速めに歩いた方が午後の活動度が高まるでしょう。逆に、体力に自信のない人は、ゆっくりと散策されるといいと思います。それでも十分に気・血の回復につながります。

12 午後からの過ごし方

さて、次の関門です。そろそろ昼休みも終わり。

うつの人の多くはこのように考えます。「あと十五分したら、また仕事に戻らないといけない…」、「あぁ、あと十分か…」、「もう、五分しか…」。大げさに言えば、戦国時代の決戦に向かうような心持ちで午後の仕事が始まるのを待ち受ける人がいます。

でも、これでは明らかに損です。つまり、仕事は始まるまで始まりません。たとえば、十二時から一時までが昼休みとすれば、一時にならないと仕事は始まらないのです。余裕のある人なら、その一時間を充分に使い切ります。ところが、うつの人は、昼休みが始まった瞬間はうれしいのですが、徐々に午後の仕事が始まることへのプレッシャー感が高まっていくのです。

これは、昼休みだけの問題ではありません。もっとずっと長い休み、つまり週末やゴールデンウイーク、あるいはお盆休み、正月休みなどにも当てはまります。

たとえば、週末の休みは多くの場合、土・日だと思いますが、「サザエさん症候群」という言葉があります。ご存知の方も多いかと思います。

これは、日曜日の夕方六時半からテレビで『サザエさん』が始まり、そのテーマ曲が聞こえてくると「あぁ、もう休みも終わりか。また明日から仕事が始まる。あぁ、シンド」と考え、憂うつになってしまう状態を指します。

この「サザエさん症候群」に陥らないための最も大切なポイントは次のことをしっかりと覚えておくことです。それはごく当たり前の事実、**休暇が終わるまでは休暇は終わらない**。言い換えれば、**仕事が始まるまでは仕事は始まらない**、と言うことです。このことを、決して忘れないでください。

もう少し詳しく書きます。始業時間が朝八時半だとします。さすれば、月曜日八時半までは「休日」なのです。月曜日の八時半までは仕事のことは考えないでください。月曜日八時半までをしっかりと「休日」としてください。

うつの人の場合、「サザエさん症候群」どころか、日曜日のお昼頃より、早くも仕事のことが頭にチラつき、過《よぎ》り、休みを充分に楽しめないモードになってしまいます。そして、「月曜日、また休んでしまわないだろうか、行けるだろうか」などと不安に苛《さいな》まれ、うつうつとした気分が高まっていくのです。せっかくの休みが台無し。そうであってはなりません。

仕事中なら、目の前の仕事に意識を集中させる作戦を取ることができ、余計なことを考えないモードに入れます。ところが、休日中は、目の前のやるべきこと、つまり仕事がありません。ですから、「目の前のことに集中作戦」は使えません。どうしたらいいでしょう。

休暇中であるにもかかわらず、仕事のことを考えて頭がざわつき、休みを楽しめていないでいる自分を発見したら、仕事以外のことに意識を集中させるのです。そして、「サザエさん症候群」あるいは「日曜日のお昼症候群」から脱却してください。

概念の力は恐ろしい。「サザエさん症候群」という概念が定着し拡がりをみせると、それは強い力を持ちます。私ですら、あのテーマ曲を聴くと（『サザエさん』に携わっておられる方には失礼ながら）なんだか嫌な気持ちがしてきます。ですので、うつの人は『サザエさん』を観ることは避けた方が良いでしょう。

うつの人でも『サザエさん』が好きな人はいると思います。その場合、録画して別の日に観る方が無難かと思います。仕事がすべて終わったあとの金曜日の夜に『サザエさん』を観てほっこりゆっくりした気分に浸るのも、リズムとしては良いかもしれません。

ゴールデンウィークなど、もっと長い休暇の場合、「サザエさん症候群」もさることながら、「食っては寝」を五日も六日も繰り返していると、誰だって体調を崩します。そして、休暇が長い分、仕事が始まることへの抵抗も高くなります。

数日以上の長い休暇明けに仕事を休んでしまううつの人は、とても多いのです。休むのが一日ですめばまだしも、二日、三日と続き、果ては次の休日まで、丸々休んでしまう人もざらにいます。

休暇が長い時には、最後の半日ないし一日を仕事準備モードに切り替えてください。むしろ、仕事のことを考えてください。と言っても、漠然とした想念には決して捉《つか》まらないでください。たとえば「○○さんに嫌われたらどうしよう」「休日明けからうまく仕事ができるだろうか」などと、**考えても仕方のないこと、考えてもどうしようもないことは考えない**でください。

繰り返します。「考えても仕方のないこと」は考えない。これは徹底してください。考える時には、具体的に考えるのです。「Aの仕事から始めよう」とか、「Bの仕事はこのような手順で進めよう」とか、「Cさんへの電話は何時くらいにしよう」とか。

休暇中に仮に旅行するなら、休暇すべてを旅行に使い切らず、半日ないし一日は疲れをとりつつ仕事モードに移行していってください。

「食っては寝」でゆっくりと過ごす場合、休暇最後の半日ないし一日は、少し食を控えるとか、体を動かすとかするようにして、仕事準備状態にもっていってください。特に気をつけていただきたいのは、食事です。十分に食べてしまうことで、体にとても負担がかかるのです。食べることは多くの人にとってとても楽しい。ストレス発散にもなります。ですが、あなたは社会人。プロスポーツ選手が試合前に準備運動をするのと同様、仕事の前には「準備」が必要なのです。

昼休みから午後の仕事に移行する時点での注意点を述べたついでに、「休み」つながりで、土・日あるいは長めの休暇に関する注意点にまで話を拡げました。

さて、午後の仕事の話に戻りましょう。

朝、目が覚めて、仕事机に座るまで。そして午前中の仕事と昼休み。さらに午後の仕事が始まるまでのプロセスには、心理的な関所がいくつもありました。

ですが、午後の仕事が始まってしまえば、もう心理的な関門はそれほどありません。午前同様、「考えても仕方のない」ことは考えず、「目の前のことにのみ集中する作戦」を続けていただいたらいいのです。

それでも難儀がないわけではありません。午後の仕事の大敵はと言えば、身体の疲れです。脳と体の疲れ、と言った方がよいでしょうか。

これは…残念ながら終業のテープを切るまで頑張るしかありません。

しかし、**頑張った分、ご褒美がついてきます。それは「仕事体力」がつくということです。**

腕立て伏せを例にとって考えてみてください。ラクにできる回数をやっても体力の向上は望めません。しんどい思いをして上積みの回数をこなすから体力が増強されるのです。

それと同様、**しんどいところを頑張ってこなすからこそ「仕事体力」が増強されていくのです。この理屈を知っているだけで、単にしんどいだけではない！と、気分が少しはラクになります。**

と言っても、あまりにしんどい場合は、「工夫」が必要となります。トイレに行くふりをして五分間でも目を閉じて休憩するとか、ストレッチをするとか、深呼吸をするとか。外回りの人はこの「工夫」の幅はもっと拡がるでしょう。五分か十分休むだけでだいぶ違う場合もあります。逆に休んでしまうと、ドッと疲れが出るタイプの人もいますから、その場合「終業のテープを切るまで頑張る」ほうがかえって楽です。

深呼吸はとても効果があります。口から細く長くゆっくりと息を吐いて、吐き切ったら、鼻から息を吸い込む。それも空気中の「気」を取り込むような気持ちで。あるいは宇宙のエネルギーを取り込むようなイメージで。そして吸い込み切ったところで、丹田（おへそと肛門を結んだ線の中間あたり）に「気」をグッとため込む。そんなイメージです。ですが、そんなややこしい深呼吸は面倒だと思われるのなら、普通の深呼吸でも充分に効果はあります。

ややマニアックになりますが「爪もみ療法」というのもあります。これは、手の爪の生え際《ぎわ》をサイドから痛気持《いたきも》ちいいくらいの強さで挟《はさ》み、十秒ずつ揉《も》みます。十本すべて。手の指は十本しかありませんから百秒しかかかりません。日に二、三度やると、免疫力自体が上がってきます。

でも、最も効果的なものは睡眠です。数十秒でもいいですから、ウトウトできたらすごくリフレッシュできます。そんな器用なことできない、と言う人も多いでしょう。ところが、できるようになるのです。何事も練習です。私も昔はできませんでしたが、少しずつ仮眠をとるのが上手になってきました。

かのレオナルド・ダ・ヴィンチは、四時間程度仕事した後、十五分の睡眠をとる、それを一日中繰り返していたそうです。短時間であっても睡眠がいかに効果が高いかの一つの証明になるでしょう。

神話化されている可能性もありますので、そのまま真《ま》に受けるのはどうかとは思いますが、短時間でも脳と体をリフレッシュさせる力が睡眠にはあることは確かです。

⑬ 勤務時間について

定時はだいたい午後五時でしょうが、多くの場合、なかなか午後五時に仕事終了というわけにはいきません。午後六時とか七時とか、極端な場合には十一時とかの場合もあります。

こんなこともありました。ある患者さんに「仕事は何時から何時までですか？」とお聞きしたら、「七時から一時ぐらいまでです」とのお答え。私が「朝型の会社なのですね。昼はゆっくりと充電できる…」と言うと「いえいえ、午前一時頃までです」とおっしゃるのです。さすがに驚きました。

医者の世界も結構過酷で、それに近いこともなくはありません（特に救急医療や外科系など）が、特別に体力がある人を除いて、人間の集中力はそんなに長くは続きません。

体力があり、そして、仕事が楽しくて楽しくて仕方がないといった場合には短期間ならそれも良いでしょう。私も二十代の頃には、それに近い生活を送っていました。さすがに体はきつかったですが、本当に好きなことを思う存分にできる喜びの方が勝《まさ》っていたのです。とても充実していました。でも、もう無理です。若いときのみの特権でしょう。

長期的には、そのような生活を送ることは無理です。午後五時ぐらいで切り上げる方が、集中力・能率も高まり、結果、仕事の質量ともにコンスタントに一定レベルが保たれるでしょう。夕方から夜にかけてリフレッシュもできますので、定時帰宅の方が明らかに良いと思います。ですが、現実はそうはなっていません。でも何とか工夫できるならば、せめて八時ぐらいまでには仕事を終えるようにしてください。

これはむしろ、会社の上層部の人たちが考えるべきことでしょう。キャリアが浅い場合には裁量の余地が限られていますから。「過労死」は決して他人事《ひとごと》ではありません。年間一万人もいるのですから。これは、日本の「文化」にまでなっています。カロウシ

（*KAROSHI*）は英語でそのまま通じるのです。

⑭「考えても仕方のないこと」は考えない、について今一度

世の中、実のところ、「考えても仕方のないこと」に満ちています。大きなことで言えば、今日、大地震が発生して大変なことになってしまうかもしれません。身近なところで大規模なテロが起こるかもしれません。また、自分がいくら気をつけていても、交通事故で死んでしまうかもしれません。

われわれにできることは、できる範囲で普通に気をつけ、備えることぐらいです。これ以上のことは、すべて天が決めてしまいます。われわれの力はまったく及ばないのです。このことをしっかりと知っておかなければなりません。

「考えても仕方のないこと」に囚《とら》われて、時間とエネルギーを無駄使いするのはやめましょう。うつを悪化させるだけです。悲惨なことが身に降りかかるのは、誰だって嫌です。最近でも、熊本地震で大変な目に遭っている方はたくさんいます。当人にとっては、仕方

がない、ですまされてはたまったものではないでしょう。ですが、それが現実です。
『人間、この未知なるもの』（アレキシス・カレル著、渡部昇一訳、三笠書房、一九九二年）という本がありますが、「人間、この小さきもの」という言わば「思想」が置き去りにされると、傲慢《ごうまん》にもなりますし、ある時にはうつの悪化にもつながるのです。

一日の仕事が終わりました。本当にお疲れ様。ご苦労様でした。よく頑張ってくださいました。言いましたように、今日一日頑張り切れたことで、あなたの「仕事体力」はホンの少しですが上がりました。

さて、いよいよ、帰宅。帰宅後、どのように過ごすべきでしょうか。次章では、運動の重要性について述べていきたいと思います。

第3章

運動の仕方について

うつ病を克服するための最も有効な手段は、ごちゃごちゃ考えている自分を発見したら「目の前のことに集中作戦」をとることです。うつ病を治そうとする気持ちさえあれば、誰にでもごく簡単にできます。その意味でも、非常に優れた治療法なのです。

しかし、これだけでは良くならない場合もあります。その場合、運動療法を追加すると、改善率はグッと高まります。そして、**運動はうつ病の回復に役立つだけでなく、すべての人にとって「無料の万能薬」なのです。**

運動療法と並んで重要なものに食事療法がありますが、食事に関しては一般論を述べることがなかなか難しい。ですが、運動療法は適度の運動でしたら万人に効果があります。心だけではなく、もちろん体にも。運動が習慣になったらぜひ一生続けてください。生涯の生活の質が、運動するとしないとでは、まったく違ってきます。言うまでもなく、運動する人生の方が充実したものとなります。寝たきりなどにならなくてすむのはもちろんのこと、生涯元気で過ごせるでしょう。それほどまでに運動は人間にとって重要なのです。

「目の前のことに集中作戦」は気持ちさえあれば簡単にできますが、運動はそうはいきません。うつ病克服のためには、運動もまた著効を示すのですが、患者さんに運動を薦《すす》めても、実践してくれる方は半分もいません。

それも無理からぬことです。うつ病はとにかく元気が出ない病気。エネルギーが低下した状態なので、そのような人に運動を薦めるのは酷《こく》な話でもあるのです。

フツウの人でも、三日坊主で終わることが多い。それをうつの人に薦めるわけですから、無謀《むぼう》と思われるかもしれません。

運動を薦めても、実行してくれる人は半分以下と言いましたが、大雑把《おおざっぱ》に言って、三人に一人くらいは、頑張って行動に移してくださいます。そしてそれが持続される場合、ほとんどの人が良くなっていきます。**運動の効果恐るべし、といつも実感します。**

軽度の人でしたら、「目の前のことに集中作戦」でだいたいよくなります。ですが、それに運動を加えていただけると、さらにずっと元気になります。

中等度の人、つまり退職にまでは追い込まれていないが仕事を休みがちな人は、「目の前のことに集中作戦」のみでも状態が良くなりはするのですが、毎日休まず仕事ができるようになるまでには至らないことが多いのです。

そこで、運動です。でも、ここには無理があります。うつ病が軽度の人は、運動しなくても何とかなる。うつ病が中等度以上の人は運動を加えてもらわないと良くならない、というのは一見すると矛盾のように思えるかもしれません。かなりしんどい人に、運動もしなさいと言うわけですから。

でも、よく考えてみると、この「処方の追加」は当然のことなのです。

薬物療法の場合、一定量の薬で効果が認められないときには薬が追加されます。それと同じことなのです。薬を使わない場合でも、**軽度のうつならば、軽い「処方」ですむのですが、中等度ないし重くなってくるとそうはいきません。「処方」は増えざるを得ないのです。**

でも、不思議なことに、かなり重いうつ病の人でも運動をしてくださる方はいます。中等度の方なら運動してくださる方の数はもっと増えます。それだけ、患者さんは必死なのです。

精神科や心療内科の病院ないしクリニックに定期的に通うだけでもかなりの負担です。

それを克服して通院してくれている。ですので、重いうつ病の人でも、病院やクリニックに通院できること自体が、ある程度以上の強さの保証となっており、運動も可能となる、というわけです。

通院もできない方は、引きこもって何もせず、親とかに完全に依存した状態となっています。何とか通院できるように頑張りましょう。ですが、どうしても無理な場合には、とにかく生き延びてください。死なないでください。「目の前のことに集中作戦」を部屋の中で行ってください。食事を作る、掃除をするなどです。そうしているうちに、**転機は必ず訪れます**。フッと体と心がラクになる瞬間があります。その機を逃さず、普段できていないもう一歩を踏み出すのです。音楽を聴くとか、外出してほんの少しだけ散歩するとか。なんでも結構です。ＤＶＤを観たりするのもいいでしょう。新たな刺激が脳に加わることで、流れが変わってくることがあります。

泣きたいときには、思いっ切り泣いてください。笑えばもっといいのですが（落語が嫌いでなければ**古今亭志ん朝が一押し**です。個人的には六代目三遊亭圓生も好きなのですが、笑うには志ん朝の方がいいでしょう）、重いうつ病の場合には、そうもいかないでしょう。

泣く、だけでも浄化作用があります。我慢しないでください。

と、訴えてみてもなかなか引きこもっていらっしゃる方には届かないかと思います。周りの方々、ぜひこの本の内容を教えてあげてください。

15 運動の仕方

運動は大雑把に分けて、ウォーキングやジョギングなどの有酸素運動、筋力トレーニングなどの無酸素運動、そしてストレッチの三種類があります。それらすべてをしていただくのがベストですが、なかなかそうもいかないでしょう。

元気が出てきたら、すべてをこなすことができるようになるでしょうが、まずはウォーキングやジョギングなどの有酸素運動をおススメします。初日から効果が実感できるからです。しかし決して無理のない範囲で。その時疲れるのは結構ですが、疲れがたまっていかない範囲で。

運動する時間帯はいつでもかまいません。

午前の早い時間は「魔の時間帯」と言われていて、心筋梗塞など重篤《じゅうとく》な病態に陥《おちい》りやすい時間帯です。夜間優位だった副交感神経が朝にかけて少しずつ交感神経が優位となってくるのですが、その移行時間帯に突発的な病気が発生しやすいのです。激しい運動は控えてください。それと、もう一つ。睡眠中に失われた水分補給はくれぐれも忘れずに行ってください。

軽い運動なら、そんなに問題とはなりません。むしろ、早朝の澄んだ空気や景色のなかで気分よく歩いたり走ったりするのは、とても気持ちのいいものです。と言って、朝の運動で疲れてしまって、仕事に差《さ》し障《さわ》るようでは本末転倒《ほんまつてんとう》ですので、そのような場合には帰宅後がいいでしょう。そして、実際には帰宅後の運動を選ぶ人がほとんどです。朝は時間がないし、疲れる…。

夜は暗いので、交通事故等に気をつけなければなりませんが、一日の疲れをリフレッシュできる効果もあります。デスクワークの場合、体はそれほど疲れていないことが多いのです。心と脳の疲れが身体全体の疲れとして感じられるでしょうが、そこをひと頑張りして少しでもウォーキングとかすると、かえってラクになることがある。ですので、帰宅後、運動する習慣が身につけば、リフレッシュにもなりますし、うつ病克服のための大きな手助けにもなります。

16 帰宅後、すぐに運動する

一日の仕事をやっと終えて帰宅。どっこいしょと、一度腰を下ろしてしまうと、もう改めて外へ出て運動などする気にはならないでしょう。

ですので、**帰宅したら動作を止めず、すぐに運動着に着替えてもう一度家を出てください。一連の動作を止めないでください。**

帰宅と思わず、ジムに立ち寄った気分で。運動後の帰宅を真の帰宅、と考えるようにしてください。

さて、どのような運動をどれくらいの時間したらいいのでしょうか。

⑰ スロージョギング

何か運動を継続的にやっておられる方、あるいは何かやりたいスポーツがある方は、それをされたらいいでしょう。さまざまな方がおられます。野球、サッカー、バスケットボール、バドミントン、居合《いあい》、などなど。

特に取り組みたいスポーツがない場合には、**スロージョギングをおススメしています。**うつ病克服にはとても効果が高いものです。

これは、福岡大学の田中宏暁スポーツ科学部教授が提唱しておられるジョギング方法です。天皇・皇后両陛下も行われていらっしゃるとのことです。

息が切れない程度に、とにかくゆっくり、それでも「歩く」のではなく「走る」のです。体のどの部位にも決して負担がかからないスピードで、ごくごくゆっくり走る。歩くより遅くなってしまうこともあります。ジョギング・ウォーキングコースでスロージョギングを行うと、ウォーキングをしている女性に追い抜かれることもあるかと思います。ですが、

「カッコ悪い」などと考えず、ここでも「目の前のことに集中作戦」をとってください。どう思われようが知ったことではないのです。

あまりこだわらなくてもいいですが、目線は下げず前方を見る。背筋を伸ばして着地は踵《かかと》からではなく、フォアフット（足の指の付け根と土踏まずの間の少し盛り上がっている部分）で着地。一本線の上を走るイメージではなく、足幅はラクに少し広げて、二本のレールの上をそれぞれ右足と左足が進むイメージで。そして決して無理をしない。体のどこにも負担がかからない速度でゆっくりと走るのです。

時間は三十分くらいやっていただければひとまず充分ですが、もっと短くても大丈夫です。極端に言えば、一分でもいい。いや、十秒でもかまいません。**とりあえず外に出てゆっくりと走る**。それを続けていくと、少しずつ時間が延びていきます。

疲れの蓄積を感じることがなく、また体のどこにも故障が起こらないようなら、三十分以上走っていただいてもちろん結構です。

ただ、走ると決めた以上、走らない、走れない、ということが続くと、かえって心へのダメージとなります。決めたことはなるだけ実行しないといけません。実行できない計画を立てた場合、計画を見直してください。毎日必ず走るというのは、よほど意志が強い人を除き、現実的ではないでしょう。雨の日は休むとか、週四日走るとか、休日プラス一日とか、**とにかく続けることができるプランを模索しましょう。**週一日では効果が落ちますが、それでもやらないよりははるかに治療的です。

18 インターバル速歩

これは、信州大学などが中心となって開発されたウォーキング方法です。三分間ゆっくり歩いたあと、次の三分は速歩で。次の三分はまたゆっくりと、速歩でたまった疲れを洗い流すようなイメージで歩きます。そして、それを三十分間繰り返すのです。

これもうつ病克服にとても効果があります。スロージョギングとインターバル速歩のどちらを選ぶかは、自分に合うな、と思う方を選べばいいでしょう。

私はこの二つをまず提案するのですが、患者さんの選択はだいたい半々に分かれます。

ある人は、両方を交互に実行することを独自で考案されました。一週間スロージョギング、次の一週間はインターバル速歩、と変化をつけて。その方はたちまち良くなっていかれました。

とにかく運動は効果絶大です。うつ病が良くなるだけでなく、ついでに体の他の部位にも好影響が出ます。ある方は糖尿病が良くなり、服薬の必要がなくなりました。ある方は肥満が解消し、高血圧が改善されました。ある人は、視力が〇・八から一・〇まで、ほんの数か月の運動継続で跳ね上がりました。

視力つながりで言えば、眼科医で目の難病治療に取り組んでおられる山口康三先生は、「目だけを良くしようと思っても無理。全身状態を良くしようとする発想を持たないといけない」と述べておられ、運動に関しては一日一万三千歩以上歩くことを治療に取り入れておられます。

うつ病も同じです。眼科治療と違うところは、うつ病自体がもうすでに全身の病《やまい》だということです。それどころか、考え方、生き方をも含めた存在のあり方自体に歪みが生じている状態です。ですので、全身状態を良くすることに加え、心のクセや生き方全体をも見直していく必要があるのです。

19 掃除もおススメです

スロージョギングもインターバル速歩も大変だ、という人はごく普通のウォーキングでも結構です。十分効果があります。それもしんどいと感じる人は、もっと楽なゆっくり散歩でも結構です。不思議なことに、ゆっくり散歩の方がむしろ効果的な人もいます。それは、仕事等で高まっている交感神経の緊張を、ゆっくり散歩でときほぐし、交感神経と副交感神経のバランスが調整されていくためではないかと考えられます。

時間も三十分にこだわらず、できる範囲で続けたらいいと思います。

それも面倒だ、と言う人は日常生活の中に運動を組み入れたらいいでしょう。よく提案されているように、一駅前で降りて歩くとか、エレベーターやエスカレーターを使わず、なるべく階段で上り下りするとか。職場での動きを少し機敏にするとか。工夫すれば、同じ職場で過ごすにしろ、かなり運動量が違ってくると思います。

また、掃除や整理・整頓《せいとん》も思いっ切りおススメです。丁寧《ていねい》に行えば、かなり足腰を使った運動になります。雑巾掛《ぞうきんが》けなどは、もはやトレーニングと言えるでしょう。部屋や家がきれいになると気分もスッキリします。家の中が極端に散らかっている場合には、ウォーキングやジョギングなどをするより、まず家の掃除・整理整頓をすることが治療的かもしれません。

20 食後の運動

一日の流れとしては、仕事→帰宅後の運動→夕食となるでしょうか。できるなら、食後、腹ごなしのごく軽い散歩を付け加えると、実は全身状態と睡眠の質を上げることに効果があります。

江戸時代の儒学者・貝原益軒《かいばらえっけん》が晩年に書き起こした、今で言う健康本『養生訓《ようじょうくん》』でも、食後の軽い散歩が推奨《すいしょう》されています。これは腹ごなしになるだけでなく、翌日のパフォーマンスを上げることにもつながります。腹がこなれると、睡眠の質が上がるからでしょう。

一般的には、夕食後二、三時間以上経過したあと睡眠に入るのが良いとされていますが、この、夕食後の腹ごなしの軽い散歩をすると、食後比較的すぐ就寝しても睡眠の質が保たれます。

21 筋力トレーニング

筋トレは、うつ病対策としては有酸素運動ほどには即効性はありません。ですが、長期的にみれば、特に高齢者のうつ病の方には軽い筋トレも生活に加えた方がいいことは明らかです。

有酸素運動のなかでもスロージョギングやインターバル速歩なら、下半身の筋力も鍛えられますので、無理に改めて筋トレを加えなくても、少なくとも下半身の筋トレにはなります。そして、全身の筋肉のうち七十％は下半身にありますので、筋肉の多くは衰えずにすみます。

普通のウォーキングの場合、筋トレ効果はあまり望めません。三十歳を超えると、年に一％ずつ筋肉が減少していきます。筋力を保つ努力をまったくしないと、サルコペニア（加齢による筋肉量減少）となります。すると、六十歳を過ぎたころから日常生活にさえ支障をきたすことになりかねません。そして、寝たきりの原因にもなります。そういった意味においては、筋トレも少しでもいいですから生活に取り入れる必要があるでしょう。

と言っても、筋トレには実にさまざまな方法があり、事《こと》は有酸素運動ほど簡単ではありません。おススメが難しいのです。

しかしながら、女性の場合、自信をもっておススメできるものがあります。カーブスの教室に通うことです。これは女性専用です。もちろん、私は経験したことがありませんが、女性患者さんに人気ナンバーワンの健康体操教室です。三十秒ごとに各種の運動を繰り返すもので、これには有酸素運動・筋トレ・ストレッチのすべてが含まれており、いろいろな運動を無理なく短時間（トータル三十分）で行うことができるため、続けやすいようです。これは、食事などと同じく、いろいろなものを少しずつ試したいという女性の心理特徴をよく捉え、飽きずにできる工夫がされているためではないかと思います。

ジムの類《たぐい》は通うこと自体が面倒なため、あまり続かないことが多く、私の運動おススメリストでは下位の方に入るものが多いのですが、カーブスだけは続けて通っておられる女性の患者さんが多いです。ですので、最近はよくおススメしています。

ただ、Wクリニックの近くにカーブスがありますので、しばしば患者さんの話に出てくるだけのことかもしれませんが、三十年の臨床経験から推測するに、女性にとっては朗報ではないかと思います。

日本全国各地にかなりの店舗があり（二〇一〇年に八百店舗を突破）、現在も増え続けているようです。近くにカーブスがある場合、女性の方はぜひ一度体験してみるといいのではないかと思います。ちなみに、著者はカーブスからも広告料等一切お金はいただいておりません。これまた、念のため。

男性の場合、残念ながら特におススメの筋トレ方法を私は知りません。ジムに通うことが苦痛でない場合には専門的な訓練をきちんと受けたトレーナーの指導を受けながらでしたら、どのような方法でも効果はあると思います。

ただ、筋トレだけをするのは、やめておいた方がよいのではないでしょうか。というのも、筋トレをすることによって、血管が硬化してしまうおそれがあるからです。筋トレをする場合、そのあとで何らかの有酸素運動をすべきだと思います。

私事で恐縮ですが、私はごく最近、加圧トレーニングを始めました。すごくいいトレーナーさんが付きっきりで指導してくださいます。生来《せいらい》ずぼらな性格のため、いつまで続けられるか自信がありませんが、続けることができればかなりの効果が期待できる感覚があります。

22 ぜひ、お孫さんの世話をして下さい

うつ病の発生メカニズムには、いろいろな説があります。現在は、脳の扁桃体《へんとうたい》という部位の過活動説が主流ですが、うつ病と言っても本当にさまざまで一つの理論でくくり切れるものではないように感じます。ですが、うつ病を「脳のエネルギーの低下」つまり脳が

元気をなくしてしまっている状態という大雑把《おおざっぱ》な定義をするとするならば、それは間違っていないと思います。

高齢者の方は、若い人と比べて生体エネルギーが当然のことながら低下しています。脳のエネルギーもそれに比例して低下しているのです。高齢者の場合、基本な生体エネルギーが低下しており、そこにうつ病が加わるわけですから事《こと》は深刻です。

うつ病治療の概略をまとめつつ、高齢者のうつ病に関して述べます。

軽度のうつ病の場合、「目の前のことに集中作戦」のみでほぼ何とかなります。余計な、考えても仕方のないことに振り回される状態から抜け出すだけで、エネルギーのロスがずいぶんと減じるからです。

中等度のうつ病の場合、それに軽い運動を加えていただく必要があります。

重度ないし高齢者のうつ病となると、そう簡単に問屋《とんや》が卸《おろ》しません。「目の前のことに集中作戦」を徹底していただき、エネルギーのロスをより一層防ぐとともに、運動もまた、もう少し増やす必要があります。高齢者の方にこのようなお願いをするのは、酷《こく》なのですが、前にも申しましたが、すべての病気がそうであるように、うつ病も症状が重くなるにつれ「処方」も増えざるを得ないのです。

幸い、高齢者の方はもうすでに退職しておられることが多いかと思います。ですので、運動の時間もたっぷりと取ることができるのではないでしょうか。体力に合わせて、疲れがたまっていかない範囲で、少しずつ運動の時間を延ばしていってください。

高齢者の方の場合、まずは普通のウォーキングから始めてください。体のどの部位にも決して無理がかからないように気をつけて。数カ月（目安として3カ月）続けていただくと体力がついてきたことを感じはじめると思います。それにつれ、うつ気分が少し楽になってきます。

そうなると、しめたものです。少しずつ運動を増やしていってください。運動は認知症の防止にも大いに役に立ちます。最初は欲張らず、しかし少しずつ歩く時間と距離を延ばしていき、最終的にはスロージョギング等に移行していくとよいでしょう。天皇・皇后両陛下もなさっておられることですし、スロージョギングへの移行は決して無理な話ではありません。

コツは最初に低すぎるくらいの目標設定をすることです。幸い、時間のほとんどすべてをご自分のために使える人が多いと思います。朝・晩、または朝・昼・晩に分けて少しずつ運動するなどという選択肢も可能でしょう。

そうしてある程度体力がついてきたら、女性ならたとえばカーブスなどを利用し、筋トレ・ストレッチも加えていくと全快も見込めます。ですが、あまり楽観的になられても困りますので、もう一度言っておきますが、高齢者のうつ病の場合、生体エネルギーの自然減に加え、うつ病によるエネルギー低下という追い打ちがかかりますので、運動などとてもじゃないができっこない、と感じる方がほとんどだと思います。運動を始める際の敷居《しきい》をできるだけ下げることが肝要です。

最初は家の中を少しでも動く、でもいいでしょう。でも、屋内だけではどうしても限界がありますので、少しでも動けるようになったら、外に出るようにしてください。そして、週単位で少しずつ時間と距離を伸ばしていくのです。

もし、お孫さんの世話をしなくてはならない場合、大変でしょうが前向きに捉《とら》えてください。**お孫さんの世話をすると、かなりの運動になります。**よく泣くお子さんとかの相手をするのは、ストレスがたまるかもしれません。

ですが、子どもの持つ純朴《じゅんぼく》なエネルギー、何ものにも代えがたい正《まさ》に天使のごとき笑顔……、そして人の役に立てている実感。よいことの方がずっと多いのです。**ぜひ一緒になって笑うようにしてください。笑顔の形を作るだけで脳は反応します。**マネでもいいのです。

もちろん、限界はあるでしょうから、お孫さんの世話と言えどもしんどすぎて自殺が頭をよぎるようなら、他の誰かに代わってもらってください。そこは、とても勇気の要《い》ることだと思います。言い出しにくいと思います。

ですが、もしあなたが自殺をすれば、そのお孫さんをはじめ周《まわ》りの者みんながあなたの死を背負わなければならなくなります。**あなた自身も天寿《てんじゅ》を全《まっと》うする必要がありますし、その姿を周りに見せることは最高の教育の一つです。**苦しかったら死んでもよい、という言わば「思想」を周りに示さないためにも何とか思いとどまってください。

本章は運動を中心にうつ病治療に関して述べました。うつ病治療において、運動は必要不可欠と言えるほど重要な役目を担います。それを超えて、運動はうつ病に限らず心身すべてに好影響をもたらします。無料の万能薬と言いたくなるくらいです。しないと損です。

さらに言えば、**運動は「運」を「動」かすと書きます。あるいは「運」が「動」くと言ってもいい。**運動によって心身の状態が整ってくると、おのずと魂と呼ぶべきようなレベルでも浄化のごときことが生じ、それが日常生活にも反映され、運が動いていくことにつながっていくのだろうと思います。

残念ながら、例外はすべてのことに存在します。しかし、多くの場合、一時的に例外と思っても、たゆまず努力を続けていると、多くの場合、やはり例外ではなかったところにやっと行き着きます。

言葉遊びのようで恐縮ですが、そして冗談のようにも聞こえるかもしれませんが、例外を乗り越えたとしても、大例外に陥ることがあります。でも、それも同じことです。さらに長期的にみれば…、ということです。これはどこまでも付き纏《まと》います。三十年もの間苦しんだ方も存じておりますが、その方もやっとのことで乗り越えました。大々例外の一例でしょうか。

少し理屈っぽくなってしまいました。もとへ。**運動はほぼ必ず効果があります。このことをくれぐれもお忘れなく。**

第4章 食事の摂り方

軽度から中等度の場合、うつ病のほとんどは薬を使わなくてもよくなります。それも「目の前のことに集中作戦」と「運動」だけで。こう簡単に言い切られてしまうと、ハテナ？と思われる方も少なくないのではないかと危惧します。繰り返しになりますが、少しだけ説明を付け加えます。

人間のできることは、本当に限られています。過去や未来についていくら思い煩《わずら》ったところで、いかんともしがたいことがほとんどです。漠然と思い悩むのではなく、具体的な対処法を考えてください。対処できることと、できないことを分けて考える。感謝の気持ちをもって目の前のことに集中するよう心掛けてください。

「運動」に関しては、前章で述べた通りです。病気であろうがなかろうが、運動することにより人間としての機能が高まっていきます。元気になります。できることも増えていきます。調子に乗って手を拡げ過ぎさえしなければ、より豊かな人生へと導かれていきます。

23 通院と服薬について

ですが、ここで注意していただきたいのは、通院や服薬を否定しているわけではない、ということです。抗うつ剤は時として著効を示します。投薬しているこちらの方がびっくりするぐらいのことがあるのです。ほんの一、二週間の投薬ですっきりとした笑顔になることがあります。ですので、とにかく早くラクになりたい人、あるいは希死念慮（自殺したい気持ち）がある場合には万が一のことがあってはいけませんので、受診をして服薬されることをおススメします。

しかし仮に著効を示したとしても、止《や》めるときにまた一苦労あります。何事も良い面だけではないのです。楽あれば苦あり、苦あれば楽あり、です。

また、薬が効きにくい場合、量を増やしたり薬を替えたりしているうちにアッという間に数カ月は経過します。

ですので、まずは二つの作戦（「目の前のことに集中」と「運動」）を試していただき、それでもダメな場合は受診するという方がいいと思います。と言いますか、実行していただければ良くなると思うのですが、一人で実行するのが困難なことがあると思います。その場合は、伴走者が必要となります。カウンセリングルームや、精神科・心療内科等に躊《ちゅう》躇《ちょ》なく行ってください。

カウンセラーは薬を出せません。そのかわり、多くの場合、一回五十分というしっかりとした時間で枠をとってくれます。料金はやや割高になりますが。

紹介があれば別ですが、どこに行っていいかわからないことも多いと思います。その場合、ホームページ等で情報を得たあと、電話ないしメールをして、**受付対応がしっかりしているところを選ぶのも一方法**だと思います。受付対応のレベルが高いところは、カウンセリング・医療を問わず良質な機関であることが多いです。電話とメールを比べれば、もちろん、電話の方がより多くの感触・情報が伝わってきますので判断に適しています。

精神科医・心療内科医といっても診療内容は実にさまざまです。大まかに言って、生活指導から入るタイプ、投薬から入るタイプに二大別されるでしょうか。もちろん、生活指導から入ってくれる医者に良い医者が多いです。

この高ストレス社会、うつ病はご存知のように、増加の一途をたどっています。精神科や心療内科は、多くの場合、患者さんであふれかえっており診察に十分な時間をとれないのが現状です。

生活指導から入る医師の場合、詳しい説明をしたいのはやまやまでしょうが、その時間を十分には取れないことが多いのです。そのための本書だと思っていただいて結構です。

が、ひとくちに生活指導と言っても、いろいろとあります。必ずしも本書のような内容が「処方」されるわけではありません。と言うか、おそらく稀だと思います。

本書で述べている二つの作戦は、私の三十年の精神科医としての臨床経験から抽出された言わばエキスのようなものであり、試行錯誤《しこうさくご》と実績の上で書いておりますので、信頼していただいて結構です。

「目の前のことに集中作戦」は、最近の治療論における流行《はやり》の言葉を使えば「マインドフルネス」の内容に重なってきます。

これは、行動療法↓認知行動療法↓弁証法的行動療法へと進化してたどり着き得られた概念ですが、森田療法をすでに知っている日本人の私としては、やっと近づいてきたか、というのが正直な感想です。

と言ってマインドフルネスには、多くの内容が盛り込まれています。

ですが、それは森田療法でも同じことです。私がそれら**多くの知見の中から「目の前のことに集中すること」を特に選び重きを置くのは、その言い方に徹した方が患者さんにもわかりやすいし、治療効果が現れやすいからです。**

24 食事療法の常識について

前章までで、軽度～中等度のうつ病克服のための二本柱を提出しました。「目の前のことに集中」することと「運動」です。「運動」に関しては、下半身の筋トレ効果もある有酸素運動を二つ紹介しました。ただ、この二つ（スロージョギングとインターバル速歩）にこだわる必要はありません。他にも筋トレ効果を伴った有酸素運動はあるでしょうから気に入ったものを選べばよいと思います。

この二本柱に加え、次は食事です。すでに書きましたように、うつ病も含め、すべての病気に関して言えることは、悪い箇所（症状が出ているところ）に注目して、そこをどうにかしようとする態度も必要ですが、それと同時に、いやそれ以上に全身状態を良くしようとする努力が必要です。そのためには、食事への言及は避けて通れません。しかしながら、食事療法に関しては万人におススメできる方法はありません。百花繚乱《ひゃっかりょうらん》、諸説紛々《しょせつふんぷん》です。

朝食ひとつとっても、「朝ご飯はしっかり食べないといけない」とする学説もあれば、逆に、「朝は水分とか野菜ジュースなどを少し体に入れるだけで十分だ。むしろ水分以外は摂らない方がよい」と主張する方々もいます。

「糖質制限」も同様です。近頃一部で流行《はや》っていますが、ごく最近では「痩《や》せる効果は確かにあるものの身体全体のことを考えると決して健康にいいとは言えない」という意見がやや優勢のようです。

「腹八分目」は、昔から言い習わされているだけあって、説得力があります。現代人の多くは食べ過ぎです。うつ病の患者さんにおいても同じで、食事量を少し制限するだけで、その分、体と心が軽くなることはよくあります。

「一日三食、腹十分目」をしてしまうと、特殊な人（アスリートなどかなり運動量の多い人や特殊な体質の持ち主）を除き、フルマラソンを走るほどの負荷が内臓にかかるという意見もあります。若い頃ならともかく、**中年以降の「一日三食、腹十分目」は慢性的自殺行為に等しい**と思います。

うつ病の患者さんは、ただでさえ心身ともクタクタです。そのうえ「一日三食、腹十分目」をしてしまうと、それだけでうつ病はさらに悪化していくでしょう。一日三食食べる場合、少なくとも腹八分目にとどめるべきです。

近頃では、本当にさまざまな説があって、「ほとんど食べなくてもよい」「青汁一杯で、長年元気に生きている人がいる」などの類《たぐい》の本も多数出版されており、読んでみるとそれはそれで一理あると感じるものもあります。

さらには、『不食という生き方』（秋山佳胤著、幻冬舎）というタイトルの本まで二〇一六年には出現しました。帯には「ダイエットでも、断食でもない　8年間、『食べない』を実践する弁護士」と書かれています。私も少食を心がけていますが、さすがに不食ともなると、そう簡単におすすめはできませんが、研究しているわけではないので否定もできません。

どちらかと言えば、私は不思議さを伴う現象に親和性のあるほうで、瞑想も十年ほどやっていました。が、少し前から運動にシフトしてきています（しかしまた最近瞑想も再開しております）。

うつ病と並んで精神疾患の中で代表的とも言える統合失調症には、幻聴や妄想などが伴います。「対話性幻聴」「被毒妄想」などの学術的専門用語が付されてしまうと、そこであたかも説明が与えられたような気になってしまい「不思議さ」が減ずるのですが、与えられたのは専門用語であり説明ではありません。

考えてみれば、そういった幻聴や妄想などはとても不思議な現象です。そのようなところに関心を持って精神科医や臨床心理士になる者もいます。精神科医や臨床心理士は不思議現象に親和性が高い人種と言えるかもしれません。

それはそれとして、われわれは「臨床家」です。患者さん・クライエントさんに対して大きな責任を負っていますので、危険を伴うかもしれない「療法」に関しては、どうしても二の足を踏んでしまいます。たとえば、この「不食」などは、精神科医の立場からすると、神経性食思不振症（アノレキシア・ネルヴォーザ）を誘発してしまうのでは、という危惧を抱《いだ》きます。

といって、「不食」主義者を否定するわけではありません。ヒマラヤ山麓には、ブレサリアン、つまり空気中の「気」を取り入れて生活する人たち（気食主義者）がいると聞きますし、ヒマラヤに限らず、世界のあちこちにブレサリアンが存在するとも聞きます。

ブレサリアンとまではいかなくても、ベジタリアン（菜食主義者）の方はたくさんいます。また、少食主義の方もこれまたたくさんいます。

それらの方々の根底に、生き物の命をなるだけ奪わずに生きていこうとする態度があるかと言えば、にわかには判断を下せません。そういった「思想」も感じなくはないのですが、前面に出ているのは自分たちの生きるスタイル・食スタイルの美徳性ではないでしょうか。「徳」のところはここで言う「思想」と重なってくるのですが、「美」のところがどうしても「美食的なるもの」と重なってくるのです。

それらの方々は、健康や体のことをまずは考えてそれぞれの食スタイルで生きておられるのでしょう。「思想」や「哲学」と言うより生きるスタイル。ベジタリアンにしろ、動物を殺さないだけでもすごいことだと思います。でも、植物は殺す…。

本書において、そのような理屈はどうでもいいじゃないか、と思われる向きもあるでしょうが、私にとっては、長年の大きな問題なのです。生き物の命を奪ってしか生きていけない自分、そして人間。そのような在り方しか取れない自分を直視すると、思想的発信が難しくなるのです。人間こそ殺していない、そして動物にも直接手をくだしてはいないものの、結果的には日々多くの命を奪って生きながらえている。そのような私たちが高邁《こうまい》な哲学などを声高《こわだか》に語る資格があるでしょうか。ないと思います。

哲学や宗教が悪いと言っているわけではありません。ただ、そのような在り方しかできない自分を抜きにして語るべきではないと思うのです。

そのように考えると、ブレサリアン（気食主義者）という在り方が本当に存在し得るのなら、それはすごいことだと思います。

命を奪わず生きている人たちなら、どんな哲学を語ってもいいとは言いませんが、少なくとも、日々殺生をし続け、高級レストランで仔牛のステーキなどを行儀よく上品にほおばっている方々よりは「思想」を語れる幅が拡がると思います。

日々の食生活を考えると、私も含めて醜悪極まりないと感じるのです。自分も食しているのに、このようなことを書く資格はないのですが、仔「牛」ならよいのでしょうか。

牛や豚などを食べることができるのは、人間が牛や豚よりも強いからです。それ以外の理由はありません。仮に、人類よりも優れた宇宙人が地球に襲来し、人間を「養殖」して、仔「人間」のステーキ、などがメニューに並び、それが、自分の子どもだったらどう思うでしょう。怒りと悲しみに打ち震え、狂気のごとく泣きわめくでしょう。

キリスト教の教義では、動植物は人間のために存在する、食べてよい、ということになっています。ですが、われわれは違います。動物や植物どころか、無機物にさえ「命」や「魂」を感じつつ生きているのです。「ありがたくいただく」とか「殺生するな、そんな殺生な」などとの言説は、私には逃げ口上としか思えないのです。いくら手を合わせてありがたくいただいても、われわれのしていることはそこまでに残虐《ざんぎゃく》非道《ひどう》なことであるを私たちは忘れてはならないと思います。

私たちにできるのは、少なくとも、そこをスルーしないで、忘れずに、その上で発言・行動することぐらいでしょう。

ところが、ブレサリアンは、（聖書的意味でなく）人間存在として真に本質的な意味での「原罪」を乗り越えています。私はブレサリアンの方にお会いしたことがありませんので、ここは臨床家でありながら、机上の知識でものを言うしかないのですが、ブレサリアンとなって初めて真人間に至れるのではないかとも思っています。

少し話が大きくなりすぎました。本書はうつ病を自分で克服するための本です。そして、そのための大黒柱は「余計なことは考えずに目の前のことにのみ集中する」ことです。ですので、この「食」の件《くだり》は本書の意図からは外れた論の展開となりました。その点はお許しを乞うしかないのですが、私にとっては避けて通れない命題なのです。「食」を論ずるにあたってこのことに触れなければ、それこそ本書の命と魂がそがれてしまうと考えるゆえ、本書の趣旨とそぐわないことを承知の上、書かせていただきました。

重いうつ病の人には自殺誘発的な論かもしれません。「そうだ、生き物の命を日々奪ってまで生きていることはない。死んでしまおう」と希死念慮が高まる人もいるはずです。ですが、死んで解決できることではありません。われわれもまた、生き物です。自分の命であっても例外ではありません。生き物の命なのです。勝手に殺してはいけません。とにかく生きてください。

私のもと教え子で、今は立派に大学教員等として活躍している倉西宏という先生がいます。彼は自死遺族研究で博士号を取得し、『遺児における親との死別体験の影響と意義』という本を出版しています。倉西先生は自死遺族の臨床と研究に長年取り組まれており、自死遺族の大変さを余すところなく表現できる方です。自死つまり自殺をすると、遺された者は大変な荷物を背負わないといけなくなる。時には荷物が大きすぎて潰《つぶ》されてしまうことがある、等々を教えていただきました。自死の及ぼす影響は、甚大かつ深刻です。重いうつ病の方々、本当に大変だと思います。しんどいと思います。ですが、何とか生き延びてください。心よりのお願いです。

このように言うのもどうかと思いますが、そもそも自死をして、ラクになれる保証などどこにもありません。宗教が教えるように、地獄というものが本当にあるとすれば、自死ゆえに、現世《げんせ》の時以上にさらに凄《すさ》まじく苦しい思いを地獄でしないといけないかもしれないのです。

生きたくとも生きられない人もたくさんいます。大地震や天災のことなどを考えれば、「命」は、本当に「天命」だと思います。人間の生き死にを自分で決めるだけの知性を、われわれ人間は持ち合わせていません。天に従うしかないのです。

尊厳死《そんげんし》と死刑に関しては、足りない知性でそれでも人間がとりあえずの判断を下さなければならない事柄《ことがら》です。とりあえずの判断、ですから、どこまでもバージョンアップする努力をする必要があります。

「食」を論じはじめると、どうしても人間存在の本質にかかわってこざるを得ないゆえ、このような展開となってしまいました。深みに誘《いざな》ってしまいました。

うつ病の方たちで、このような命題こそが自分の問題であるという方もいるかもしれません。ですが、深みに足を取られてはいけません。今はやめてください。回復してからにしてください。このような論考《ろんこう》に耐えられるだけの状態に復してから挑戦してください。

死ぬほど苦しい思いをしたあなた方ならではの「答え」に出会える可能性は十分にあると思います。

また、今はブレサリアンを目指すのもやめてください。仮にそのような状態まで自分をもっていくことが可能であるとしても、長い修行期間が必要になると思うからです。うつ病の方はエネルギーが低下しています。修行どころではありません。まずは、目の前の仕事優先です。

少しまとめてみましょう。

「食事療法の常識」は実にさまざま。極端にはブレサリアンまで存在するらしい…。そして「食事」と正面から向き合う時、どうしても述べたような命題から逃れられない。それでも、自死だけは避けるべきである。自分の命であっても、命なのだから勝手に殺すことは許されない。議論すべき例外はある等の趣旨のことを述べてきました。

自死については、数年前に『死を育てる』という本を金山由美先生と編集しました（秋田巌・金山由美編、ナカニシヤ出版、二〇一一年）。興味ある方はお読みいただければと思います。この本は六人の著者によって書かれていますので、簡単に結論づけることは難しいですが、強いて言えば「生き抜き育つ死」ということでしょうか。つまり、生き抜かないと成熟した死は訪れないということです。

さて、うつ病を治すための食養生の話に戻りましょう。

25 朝食は軽めに

Aさんはうつ状態でしたが、グルテンフリー（小麦粉などの穀物に含まれるグルテンという成分を摂らない食事療法）という、テニス界のトップ選手ノバク・ジョコビッチさんが取り入れている食事法を実践してみたところ、ずいぶんよくなりました。

Bさんは重いうつ病の方でしたが、グルテンフリーに加え糖質制限を実施したところ、改善しました。

実にさまざまな例があり、一つ一つ挙げていくことにどれほどの意味があるのかとも思いますが、参考にはなると思いますので、少し続けましょう。

Cさんは、午前中は調子がよいのですが、午後になると急に眠気が襲い気《け》だるくて仕事になりませんでした。Cさんは昼食を「腹十分目」食べていました。そこで、昼食を半分にしてもらったところ、眠気・怠《だる》さがだいぶ楽になりました。

半分に減らしただけでは、まだ不十分な人もいました。昼食は水分補給だけにしてもらったところ、午後の仕事がずいぶんと楽になりました。

またある方は、「朝食はしっかりと摂るべきである」という、もはや常識にさえなっている説に従い、朝食を十分に摂っていたのですが、朝から倦怠感《けんたいかん》が続くため、朝の食事をバナナ一本と青汁とコーヒーだけに替えたところ、午前中楽に過ごせるようになりました。

「一日三食、腹十分目」では内臓にフルマラソンを走るほどの負荷がかかるという説を紹介しましたが、「朝食だけでも少なめにする」または「朝食は水分補給のみにする」と、過ごしやすくなる人は多くいます。

少なくとも、うつ病治療の観点から言うと、「朝食をしっかりと摂らないといけない」という説には、私は懐疑的です。若い人ならともかく、中年以降の患者さんが「朝食十分目」をしてしまうと、しんどくなってしまう人が圧倒的に多いように思います。うつ病の患者さんの八十%くらいの方が、朝食を摂らないほうが調子が良いと言っておられます。

仮に夕食を十九時に摂ったとして、朝食抜き（水分補給のみ）の場合、昼食までの間に十七時間程度のプチ断食ができる計算になります。その間、胃腸をはじめ内臓が休めるわけですから、朝食を抜くと過ごしやすくなるというのもうなずける話です。言いましたように、うつ病は脳のエネルギーの低下が原因となって起こります。脳神経は全身の神経をつかさどっていますので、脳の疲れは全身の疲れにつながっていきます。逆に内臓を休ませてあげることによって、脳も含めた全身の休息が得られることになるのです。

ただ、くどいようですが、水分補給はしてください。就寝中に大量の汗をかきますので、朝は脱水症状に近い状態です。水分補給と言っても利尿作用の強いコーヒーだけにする、などはさらに体内の水分を失わせます。コーヒーを飲むなとは言いませんが、カフェイン無しの水分もしっかりと摂るようにしてください。

朝食を少なめにする、ないし、水分補給のみにすることをしても、難儀なことに昼食を普通に食べると午後がしんどくなってしまう人もいます。そのような場合には、昼食もごく控え目にし、夕食だけを普通に摂っていただきます。

それでも、つまり夕食のみでも「腹十分目」食べてしまうと、あと動けなくなってすぐ寝てしまわざるを得ない人もいます。それは体によくありません。その場合には、一日一食と言えども、その一食を「腹八分目」に抑えていただきます。それでは、栄養失調になるのではと思われる方もいるでしょうが、少なくとも数年の経過を見た限り元気に過ごしておられます。血液検査上も特に問題はありません。

ブレサリアンほどではないのですが、少食療法（玄米・豆腐・青汁などを主体とした食事療法）で有名な故・甲田光雄先生の指導を受けて難病を克服された森美智代さんは、一日青汁一杯で長年元気に暮らしておられるとのこと。これは、本で読んだだけで私が実際にかかわったわけではありませんので、単なる情報としてお伝えしているにすぎません。が、「一日一食、腹八分目」は実際に私の患者さんたちが実践され、良好な経過をたどっています。ただ、その一食は体に良い食材を選び、よく噛んで滋養となるよう心掛けていただく必要があります。

ともあれ、ここで主張したいことは、よく言われるように現代人の多くは食べ過ぎだということです。内臓に負担をかけすぎているということです。心と同じように内臓もストレスを感じます。「一日三食、腹十分目」はもとより、「一日三食、腹八分目」でも負担のかけすぎとなっている可能性は十分に考えられます。

といっても、うつ病の方でも、かなりの量をしっかりと食べ元気になっていかれた方もいますので、食事に関しては一律におススメできる方法の提供が難しいのです。ですが、あえて目安となる摂り方をお伝えするなら、「朝食腹四分目以内、昼食腹四分目以内、夕食腹八分目」といったところでしょうか。

うつ病が回復して元気になってくると、活動量も増えてきますので、それに合わせて食事の量を増やしていただくのは、もちろん理に適《かな》っています。

26 野菜だけはだいじょうぶです

食事の内容については、食事の摂り方以上に諸説紛々《しょせつふんぷん》です。たとえば、肉類は体に悪い、という研究者もいれば、まったく逆の主張もあります。果物に関しても、従来は「朝の果物は金」と認識されていましたが、最近の果物は品種改良が進んで甘く美味しくなり、結果糖分が多すぎて、もはやお菓子と同じだという主張もあります。

野菜だけは、一貫して悪者説がほとんど現れませんので、まず大丈夫かと思います。ただ、野菜はよく噛まないと胃に負担がかかってしまいますので、そこだけは気をつけてください。

玄米、納豆、梅干しなどは、伝統的に体に良い食品の代表のように言われてきましたが、最近ではそれを否定する研究者もいます。ですが、腹八分目でよく噛んで食べる分には、玄米菜食は、少なくとも、うつ病治療の観点から経験的に言えば、おススメできます。

発酵食品は、一般的に体に良いとされていますが、乳製品であるチーズやヨーグルトに関しては諸説あります。ですが、それが好物の人は食べ過ぎない限り無理に控える必要はないと思います。あまりに何もかも規制してしまうと、それがかえってストレスとなるからです。

良くしようとすれば、何事にも忍耐が必要となってきます。食養生も例外ではありません。ですが、あまり節制しすぎてストレスが続くようであれば、結果として何をしているかわからなくなりますから、ほどほどに、というところでしょう。

「目の前のことに集中作戦」と「運動」の必要性は自信をもって主張することができますが、食事に関してはそこまでの自信をもってものを言うことができない、と申し上げてきました。が、「朝食腹四分目以内、昼食腹四分目以内、夕食腹八分目」を目安とする食事制限はまず間違っていないと思います。

朝起きるところから話を始め、午前中の過ごし方、午後の過ごし方へと話を進め、帰宅後の運動、そして食事のことにまで話が及《およ》びました。

次は、ようやくお風呂です。お風呂の入り方について述べたいと思います。ただ、運動ができる方でしたら、風呂／シャワーも普通にできると思いますので、そういう方は次の章は飛ばしていただいて結構です。本書のタイトルであるにもかかわらず…。何事にも矛盾はつきものです。

仕事をこなしている方でも、帰宅後はクタクタでお風呂に入る元気も残っていないというような方は多くいます。うつでない人には考えられないでしょうが、風呂／シャワーでさえも大事業のように感じてしまうのです。次章は、そのような方に向けて書かれています。あるいは仕事もできない重いうつ病を患っておられる方に向けても書かれています。

第5章
風呂の入り方

うつの人はとにかく元気がありません。何をするのもとても億劫《おっくう》に感じます。ですので、風呂に入る気力などなかなか湧いてきません。ここのところも、普通に元気のある方には、理解が難しいところでしょう。風呂に入るとサッパリするのに…。気持ちがいいのに…。

何とか風呂に入れるレベルの人は当然のことながら入っていただきたい。少し温《ぬる》めのお湯にゆっくりとつかると、血行がよくなります。体も清潔になり、それを毎日続けるだけでもうつ病治療が促進されます。血や気の巡りが良くなるのですから。

日本は長寿の国として有名ですが、この「風呂文化」が長寿の一翼を担っていると考える医師もいます。ですが、あまり長風呂をしてしまうと疲れてしまいます。湯舟《ゆぶね》に浸かってゆっくりすると、ああ気持ちいい、と感じるはずです。その感覚が薄れてきたら、それが風呂から出るタイミングです。と言って、カラスの行水《ぎょうずい》では治療的意義が薄れてしまいます。一〇分を目安に浸《つ》かるのがよいでしょう。

毎日、あるいはほぼ毎日、お風呂に入る。これは思いっきりお薦めできます。二重丸のおススメです。気血の巡りが良くなるのみならず、うつの人にとってとても重要な「運動」にもなるからです。運動に関してはすでに述べましたが、うつの人にとって風呂に入るその一連の作業は、結構な運動となります。重度のうつ病の方の場合は、それだけで疲れ果ててしまうほどです。

運動にもなり、気血の巡りも良くなり、体も清潔になる、さらには一日の疲れがとれ生活リズムもできやすくなる。一石四鳥のとても優れた「治療法」と言えます。風呂に入ることを続けるだけで、状態がかなり違ってきます。

また、達成感も得られます。しんどさを乗り越え風呂に入る。「成し遂げた」と、小さな達成感を感じることができます。この達成感の積み重ねも治療促進的に働くのです。

「普通の風呂の入り方」をまず述べてみました。シャンプー等で髪を洗い、石鹸《せっけん》（ボディーソープ）で体を洗い、そしてそれらを洗い流す。その後湯船に入って、さらには体を拭く……。ところが、うつの人はそれら多くのタ、ス、ク（うつの人はそのように感じてしまいます）を想像するだけで動きが止まってしまうのです。つまり、風呂に入れない。面倒くさい。とてもじゃないが、その気力が湧いてこない…。でも、それでは気持ちよくベッドに入れませんし、翌日も体がベトベトしたままで気持ち悪く過ごさないといけません。体臭が強めの方なら、臭っていないかどうかもとても気になるでしょう。**うつの人は、風呂に入ることに関する全プロセスをイメージしてしまいます。思い描いてしまいます。そのために、面倒だ、厄介だ、と感じるのです。**

特に女性の場合、男性以上にいろいろと「課題」をこなさないといけません。それ自体は仕方がないのですが、その、プロセス全体をイメージすることが風呂に入ることを止《ゃ》めさせてしまうのです。

ここでも、「**目の前のことのみに集中する作戦**」をとってください。シャンプーしているときはそれのみに意識を集中させる。その後のプロセス（リンス・トリートメントでしょうか）を考えない。

仕事と同じです。「Aが終わったらBをしないといけない、Bが終わったらCをしないといけない、etc」。その、しないといけないと感じることの積み重なりがあなたの入浴を阻止するのです。

まず、服を脱ぐ。そのことのみに（淡々と）意識を向ける。そして、（たとえば）パジャマを着終わるまで、その時々の動作のみに淡々と意識を向けるのです。

「木を見て森を見ず」という言いかたがあります。これは部分に捉われず全体に目配りをしなさいという意味です。うつの治療においては、その逆に徹するのです。

少なくともうつから抜け出すまでの間は、風呂の入り方に限らず、「木」つまり目の前のことのみを見て、「森」つまり全体を見渡さない。全プロセスをイメージしない、そのことに徹してください。するといつの間にか必要なタスクを終了させることができます。

27 シャワーだけで済ます

それでも、風呂に入ることができない場合、シャワーだけでもサッパリ感は得られます。とりあえずはそれで良しとしましょう。

シャワーと言えどもタオルと石鹸《せっけん》を使って体を丹念に洗うことに億劫《おっくう》さを感じる場合は、タオルを使わず、石鹸を直接体にササッと軽く塗るように当ててそれを手のひらで洗い流す。そうすると、タオルと石鹸を使った通常の洗い方とほぼ同様の効果が得られるうえ、エネルギー消費がだいぶ少なくてすみます。それならできそう、と思う方はぜひ実践してみてください。

それも億劫だという人はどうしたらよいでしょう。

28 シャンプー、石鹸を使うのは頭と局所だけ

直截《ちょくさい》な言い方で恐縮ですが、毛の生えている部分だけをシャンプーや石鹸で洗い、その他《ほか》の部分はお湯をササッとかけるだけですます。それだけでもかなりのサッパリ感を得ることができます。頭と局所だけでもシャンプーや石鹸を使うと、普通の風呂の入り方とほぼ同様のスッキリ感を得ることができます。

ところで、どうしてこのような提案をするのかと言いますと、シャンプーや石鹸を洗い流すところで、多大なエネルギー（とうつの人は感じる）を要するからです。フツウの人ならまったく何でもないそのような行為が、うつ病の患者さんにとっては大事業なのです。それを想像しただけで風呂やシャワーが遠のく。ですから、シャンプーや石鹸を洗い流す箇所《かしょ》を頭と局所に限定するのです。それだけでも、風呂／シャンプーへの億劫感が減じま

す。

風呂を沸《わ》かしてもらえる方は、頭と局所だけシャンプー・石鹸を使い、そのあと湯船にゆっくり浸かるとよいと思います。特段《とくだん》、体を洗わなくても必要な汚れはだいたい落ちますから。

それも面倒だという人はどうしたらよいでしょう。

29 頭をガシャガシャして汚れを落とす

シャンプーを使わず、頭をガシャガシャして汚れやかゆみを落としましょう。局所も同様に。他の部分はできれば、タオルで皮膚をサッと擦《こす》り流す方がよい。それもしんどければ、手のひらで軽くなでる。それも面倒なら、シャワーでお湯をあてるだけ。

これも先ほど述べましたように、シャンプー・石鹸を洗い流す手間を省くためです。これでしたら、一切洗い流す手間がなくなります。フツウの人でしたら「シャンプーをすれば気持ちがよいのに、ベトベトするのに、どうしてこのような提案をこの医者はするのだろう…」といぶかしがることでしょう。

でも繰り返しますが、うつ病の患者さんは、物事に取りかかるときの億劫感が半端ではないのです。行動に移るハードルを下げる必要があります。確かにシャンプーを使わないと、頭はベトついたままですが、それでもまったく洗わないのと比べるとずいぶん違いがあります。何もつけずガシャガシャするだけで、風呂／シャワーをまったく使わないのとは比べものにならないほどのスッキリ感が得られるのです。

ついでながら、シャンプー・石鹸の代わりに塩で洗うという方法もあります。特に頭。洗い流しが不十分でもそれほど気になりませんので、シャンプー・石鹸よりは楽です。その上、シャンプー・石鹸に含まれる化学物質の被害を避けることもできます。さらに、塩には清めの力が備わっています。シャンプー・石鹸よりもはるかに気持ちがよいという人も結構います。

それさえ面倒だと言う人はいったいどうしたらよいでしょう。

30 すぐれもの・介護用シャンプー

これも、患者さんに教えていただいたのですが、信じられないような商品がこの世には存在します。なんと、風呂やシャワーを使わずしてシャンプーができる商品が開発されているのです。整髪剤を使うのと同じような要領で、その特殊なシャンプーを一定量手に取り、髪と頭皮を軽くマッサージする。その後、濡《ぬ》れタオルで髪と頭皮を拭《ふ》く。それも面倒なら濡れタオルを使う必要はありません。この特殊なシャンプーは、ドラッグ・ストアなどの介護用品売り場に行けば購入できます。

それも面倒だと言う人は薬用ローション（アルコール成分の商品。これもドラッグ・ストアで入手できます）を頭に振りかけガシャガシャするのも有効です。こちらの方がさらに手間がかかりません。

フツウの人であれば、コチラの方がかえって面倒に感じるでしょう。こんな苦労をするくらいなら風呂やシャワーを使った方がマシ、と思うでしょう。が、うつ病の患者さんの症状の一つに「制止症状」というものがあるのです。つまり、風呂やシャワーを使うことが、すごく高いハードルのように感じてしまって、風呂場に近づけないのです。ストップがかかってしまうのです。

ですので、その初動時の制止感を突破するには、病状に応じてハードルを下げていく必要があります。うつがとても重い場合には、風呂／シャワーへのハードルを飛び越せません。それでも何かしないと痒《かゆ》くなって、ただでさえ不眠傾向なのに余計《よけい》に眠りが浅くなります。ですので、頭に薬用ローションを振りかけてガシャガシャするだけでもした方がよいのです。

局所に関しても、同様です。各種介護用品や痒《かゆ》み止めを使えば一時しのぎになります。

31 タイミングを逃さない

しかしながら、それら「介護用品作戦」による一時しのぎには限界があります。せいぜい一～二週間しかもたないでしょう。

通常の人同様、うつ病の患者さんにも気分の波や調子の波があります。**一～二週間のうちには必ず「あっ、今、気分ラク、何かできそう」と思える瞬間が訪れます。**それは真夜中かもしれません。うつ病の患者さんの多くには、不眠症状がみられます。夜中に目が覚めたりするのです。でも、その時、体がフッと軽く感じることがあります。**そのようなタイミングを逃さずに、風呂とかシャワーに「挑戦」してください。**

32 風呂から出るとき気をつけるべきこと

「風呂篇」の最後に、もう一つ言っておきたいことがあります。

冬場はもちろん夏でも風呂に入るだけで風邪をひいてしまうことがあります。うつの人は、抵抗力が弱まっています。ですので、「温《ぬる》めのお湯」と言っても体が充分に温《あたた》まるレベルでないといけません。

湯舟（バスタブ）から出てタオルで体をぬぐうのは、脱衣所に出てではなく、浴室内で

行《おこな》う方がよいでしょう。脱衣所をあらかじめ暖めていても、浴室内からいきなり脱衣所に出るとかなり寒く感じます。信じられないかもしれませんが、うつの人は、それだけで風邪をひいてしまう人もいるのです。浴室内で大まかに体をぬぐった後、脱衣所で丁寧に拭くと風邪を引きにくくなります。

それでも風邪気味になる場合があります。そのようなときには、葛根湯《かっこんとう》という漢方薬を一包お湯に溶かしてすぐに飲んでください。**風邪をひいた感じがしてから十五分位以内に**葛根湯を飲めば、ほとんどの場合、本格的な風邪をひかなくてすみます。

あるいは、風邪をひきかけたように感じた時、首筋・襟足（背中上部から首にかけて）にドライヤーの温風を火傷《やけど》しない程度に当てます。風邪が消えたと感じるまで暖めましょう。三十秒くらいで効果が出ることが多いようです。

先ほど、うつの人は免疫力が弱まっていると書きましたが、体の状態への感覚がとても鋭敏になっている、とも言えます。ですので、風邪をひいたかも、治ったかも、といったような感覚がフツウの人よりつかみやすいようです。

風邪をひいたと感じたあとの（せき・発熱などの風邪症状がはっきりと現われてくるま

での）体のだるい感じは、うつのしんどさに似ています。ですので、うつ傾向の人が風邪をひくと、うつが悪化したと勘違いすることがあります。それを避けるためにも、風邪をひかない工夫をすることはとても大切です。

33 ヒートテックがおススメ

風呂とは関係ありませんが、風邪を引かない工夫の一つに厚着を避けない、ということがあります。

世間では、特に若い人は、厚着は格好悪いと思っている人が多いようです。健康な人は不要な厚着など、もちろん必要ありませんが、述べましたようにうつの人は抵抗力が下がっています。風邪をとてもひきやすい。

これまた信じられないでしょうが、冬場には下着を五枚ほど着た上にカッターシャツ、その上にセーター、ジャケットを来てやっと風邪をひかない状態を保てるような人も存在するのです。

最近は、ありがたいことに良い保温下着（ヒートテック）の開発が進んでいます。それでもなお、ヒートテック四枚などという猛者《もさ》もいます。そこまでの厚着をしなくてもすみそうなものですが、うつの人の場合、それほどの「重装備《じゅうそうび》」が必要な方も少なからずいるのです。

もちろん、下半身も温めなくてはなりません。ズボンの下に穿《は》くヒートテック（タイツ）を二〜三枚重ねなければならない人もいます。下着を上半身・五枚とか下半身・三枚とかは常識からかけ離れていますので、そのような発想は生まれにくいかもしれません。が、体温を上げると免疫力が高まります。三六・五度くらいまで高まるように心がけてください。少なくとも三六度台には乗るように厚着をしてください。

客観的な体温も大事ですが、それにもまして「体感」が重要です。このくらいなら風邪をひきそうにない、という枚数まで「いくらなんでも」とか思わず着用してください。

冬季うつ病（季節性うつ病）といって、冬場にうつ傾向がひどくなる人がいます。日照時間を問題とする研究者が多いのですが、私の経験からすると、それよりも重要なのは体温のように感じます。前記のような私の指導のもと、厚着で冬場を乗り切っておられるうつの方はたくさんおられます。

34 厚着をするだけで不登校が治った！

ある時、不登校の男子高校生が受診されました。話を聴いていくうちに、とても低体温であることがわかりました。そこで、ヒートテックを勧めたところ、何とそれだけで即座に不登校が治ってしまいました。不登校の裏にうつ状態が潜んでいたのでしょう。体温を上げることによって抵抗力が高まり、うつ気分が消え、結果として登校できるようになっていったのだと考えられます。

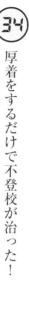

その患者さんには、投薬はもちろんのこと特別な心理療法など一切行いませんでした。体温を上げるための厚着をすすめただけです。適度な体温を保つことは、それほど重要なのです。

もちろんのこと、運動などして基礎代謝をよくし、筋肉をつけて厚着などせずとも体温が保てるようになるのが一番理想ですが、順序を間違えてはいけません。姑息《こそく》な手段と思えても手っ取り早い方法をまず取り、体調を良くし、それから運動などして、本格的な体質改善に臨《のぞ》む方がよいでしょう。

次に、風呂とは関係ありませんが、「清潔保持つながり」で歯の磨き方と爪《つめ》の切り方についても書いておきます。

35 歯の磨き方

うつ病がひどくなると、歯も磨けなくなってしまいます。偉大なる躁うつ病患者であった作家の北杜夫さんが、うつになると「歯ブラシが重くて持てない」旨《むね》のことをユーモラスに綴《つづ》っておられました。

歯ブラシは持てたとしても、歯磨きの「全行程」を完遂《かんすい》することを考えると、またまた「制止」がかかってしまいます。ですので、プロセスの一部を省きましょう。つまり歯磨き粉をつけずにブラッシングするだけにとどめるのです。そうすると、歯磨き粉を付ける手間、口を濯《ゆす》ぐ手間が省けます。歯磨き粉を使った場合と比べ、さほど劣らず虫歯を予防できます。スッキリもします。

毎食後に歯磨きをするのが良いとされていますが（この常識は覆《くつがえ》りつつあります。特に食後三十分以内の歯磨きは逆効果だとの説が有力となりつつあります）、うつになるとそうもいかないでしょう。就寝前だけでもいいですから、歯磨き粉抜きの歯磨きは何とか続けましょう。虫歯になったら大変です。なにしろ、歯医者に行くという「大事業」が生活に加わってしまうのですから。

ブラッシングだけでも億劫《おっくう》という人は、マウスウォッシュ（洗口剤）というものがありますので、それを使って口を漱《すす》ぐだけでもしないよりはマシでしょう。

それもムリという人は、ただ単に水道水で口を漱ぐだけでも、これまたしないよりはマシです。

36 爪の切り方

爪の切り方に関しては、実のところ特別な技はありません。あるとすれば、いい加減に切ることです。これも初動時の制止感情を引き下げるためです。

風呂／シャワーにしろ、歯磨きにしろ、爪の切り方にしろ、すべてにおいてうつ状態の期間中は**六十点主義で乗り切ってください**。いや、感覚的には四十点くらいでもいいかもしれません。合格点に達していなくても「まっ、いいか」と思うように心がけてください。

四十点を心がけるというのも変な言い方ですが、うつの人はマジメですから自分では四十点と思っていても、傍《はた》から見ると充分に六十点、七十点くらいに見えることも多いのです。

うつの人は何事もキチンとしないと気がすまない。それを続けているうちにエネルギーを消耗してうつになる。ですが、人間、特別な人を除いて、常に八十点を出すというのはムリなのです。**調子の悪い時は、「六十点の自分」「四十点の自分」でも許容するようにし**

てください。そのような考え方をするのが難しいゆえに、うつ病になるわけですから、無理な要望であることはわかっています。

ところが、それが必ずしも無理だとは言えないのです。慣れの問題です。ロシアの文豪ドストエフスキーは「人間はいかなる状態にも慣れることのできる動物である」と言っています。これは臨床経験からも、自分の人生経験からも肯定することができます。なので、はじめからムリと決めつけずにトライしてください。「六十点の自分」「四十点の自分」を許容することができるようになれば、ずいぶん生きやすくなります。

サーフィンで波をうまく利用するように、状態の波・調子の波に逆《さか》らわず、その波に「乗る」ような感覚で生きることを学ぶと、かえって九十点とか百点を出せる可能性が高まります。

なるべく余計なエネルギーを使わないように。キチンとしようとすると、必要となるエネルギーが激増します。六十点を八十点にするには、多大なるエネルギーが要されるのです。このあたりのことも普通の方にはわかりにくい感覚かもしれません。

エネルギーの消耗を抑える方法は、他にも多々あると思います。工夫の余地は本人が思っている以上に結構あるものです。楽しみながら工夫できれば何よりです。うつの人の場合、楽しみながら、と言われてもなかなかそこまではいかないでしょう。楽しまなくても結構。とにかく、「工夫」です。

たとえば、髪を短めにカットしてもらい洗髪・整髪にかける時間とエネルギーを節約するとか。また、洋服の組み合わせのパターンを何種類か決めて着回《きまわ》すなどすると、考えるエネルギーが節約できるでしょう。靴やカバンの組み合わせも入れると、かなりのバリエーションが可能です。とにかく、迷わなくてすむように初めから決めておくことです。「その日の気分で」などと言っている場合ではありません。

また、最近はマスク文化が許容されるようになってきています。風邪をひいていなくても、花粉症でなくても、ある種のファッションとしてマスクを着用することができます。女性の化粧に関しては、このマスク文化をうまく利用して、顔の上半分だけにエネルギーを使い、マスク部分（顔の下半分）に関しては手を抜く（ファンデーションを塗らない）という工夫をしている人もいます。少しの省エネにしかなりませんが、毎日のことですから、その少しが大きな「成果」を生み出したりもします。塵《ちり》も積もれば山となる、雨だれ石を穿《うが》つ、です。

37 五本指靴下

五本指靴下というものがあります。ご存知の方も多いかと思いますが、実は私も愛用しています。足の指を自由に動かせるためかどうか、普通の靴下と比べて、五本指靴下を穿《は》くだけでエネルギーがアップするように感じるのです。私の場合、アップ率は七〜八％程度の感覚ですから、消費税程度といったところですが、これまた塵も積もれば…、です。

ところが、五本指靴下には思わぬ副効果があるのです。風呂に入るのも億劫だという患者さんからお聞きしたことです。五本指靴下を穿くと、風呂に入れなくても、普通の靴下を穿いている時に感じる足の指と指の間の気持ちの悪いヌメリ感がなくて具合がよいとおっしゃるのです。

ですので、他の患者さんにもよく提案するのですが、実行してくれる人は少ないです。

買いに行くのが面倒ということもあるかもしれません。自分で洗濯をする場合、五本指靴下を洗濯してたたむ時に骨が折れるからかもしれません（ひっくり返して指部分を一本一本引っ張り出さなければなりません）。ですから、買ってきてくれる人がいる方や洗濯してくれる人がいる方にしかおススメできませんが。

38 次の電柱までとにかく走る

最近、ルーティーンという言葉が流行《はや》っています。有名なところでは、ラグビーの五郎丸選手のキックを放つ前の祈るようなポーズに至る一連の動作。あるいは、野球のイチロー選手。バッターボックスでの、右手でバットを天に挑戦するかのように立てユニフォームの右肩辺《あた》りを少したくし上げるまでの一連の動作。それどころか、イチロー選手の場合には、一日中すべてのことがルーティーン化されているとのこと。

話は突然変わりますが、漢字学で有名な故・白川静先生も生活全般にわたりルーティーン化されていたとのことです。エネルギーを消耗しないですむとのお言葉です。

その通りだと思います。生活全般にわたり、できるだけルーティーン化しておく方が生活効率は高まるでしょう。

ただ、イチロー選手にしろ、白川静先生にしろ、自分の専門とするところにすべてを捧げている方たちです。野球なり研究なりのパフォーマンスが高くなることに全身全霊を傾けておられる人たちです。

われわれはそうではありません。あまりにすべてをルーティーン化してしまうと、人生が味気ないものになってしまうでしょう。時には、というか、結構羽目を外したり、余計なつまらぬことをしたりするところにこそ、生きがいとか人生の醍醐《だいごみ》味を感じたりします。

ですので、われわれ凡夫が生活のすべてをルーティーン化することに俄《にわか》には賛成できません。が、**うつ病の人に限れば、ルーティーン化した方が賢明です。うつを患っている期間だけでも、ルーティーン化し、省エネを図る方がよいと思われます。**

こんな患者・Ａさんがいました。三十代の独身男性。うつになり、何もかも面倒になってしまったが、仕事だけは休みたくない。彼はとても頭のいい人で、いろいろと模索しているうち、ふと映画『バック・トゥ・ザ・フューチャー』の一場面を思い出し、能限《あとう》り生活のルーティーン化をしようと思いついたのです。それは、タイムマシン・カーを発明したエメリット・ブラウン博士の家にあったマシンが登場する場面です。そのマシンは、目玉焼きを作ってくれたり飲み物を用意してくれたり、朝の用意を自動的にベルトコンベヤーの流れ作業のようにやってくれるのです。

その場面から発想を得てかどうか、日曜日に一週間分の服をベッドから玄関の方向に着る順に並べることをしたのです。（着替えの）パンツ、シャツ、靴下、ワイシャツ、ズボン、ジャケットと、少しずつ間隔をおき並べておいたのです。

第一章でも書きましたが、うつの人は漠然と、仕事の大変さを思い浮かべ圧迫を受けてしまい、仕事に行けなくなってしまう…。

Aさんは、朝目覚めて朦朧《もうろう》とした頭で這《は》うようにして順に着替えを済ませていき、洗顔、食事、出勤へとつながる動線を作り出し、スムーズに会社へとたどり着けるようになりました。

この話には、もう一つ面白いことがあります。それは、日曜日に一週間分を用意すると言いましたが、一週間分といっても五日分であることに気付いたこと。当たり前でありかつ、彼にとっては大発見だったのです。彼は、「あっ、五日頑張ればいいんだ！と思った」と言いました。その通りです。

「延々と続く大変さ」感に押しつぶされてうつ病に至ってしまう人が多いのですが、彼は「五日と気づいただけで気分がかなりラクになった」と感じたのです。

メキシコオリンピックのマラソンで銀メダルを獲得した君原健二選手は、現役時代「とにかく次の電柱まで頑張って走る」を繰り返していたとのことです。はじめから、四二・一九五kmを頑張り抜かないといけないと思うと、それだけでプレッシャーが増大するのではないでしょうか。少なくとも彼の場合はそうであったと想像します。次の電柱まで、そしてまた次の電柱まで、と目標を小さく区切ることによって、心理的な圧迫を軽減できたのではないでしょうか。

Aさんの場合も同じです。人生はよくマラソンにたとえられますが、ゴールまで、仕事の場合でしたら定年まで、などと考えると、うつ状態の人の場合はダウンしてしまう可能性が高まります。そうではなく、君原選手のようにあるいはAさんのように、区切るのです。

そして、彼の場合は、一日頑張るごとにパンツやシャツや靴下が一つずつ減っていく。するとそれが心理的負担を減じることになり、さらにそれを超えて**ゲーム感覚まで出てきたそうです**。つまり、楽しくさえなってきた…。

風呂の入り方からはじまり、日々のプレッシャーをどのように軽減していくかにまで話を拡げて述べてきました。

私は精神科医であり、かつユング派分析家です。つまり、ユング派心理療法の専門家なのです。が、本書においては、深層心理学的な論述を一切省《はぶ》き、具体的な記述に徹しました。具体的・現実的な記述であるからと言って、決して「浅い」論考であるということにはなりません。そして、「深層」心理学的な論述であるから内容が「深い」わけでもまたありません。

三十年間の精神科医としての経験、特にここ十八年間はうつ病の患者さんにとても多く接しているため、それらに関する書物や論文にも数多く目を通しました。

ですが、本書は徹頭徹尾《てっとうてつび》私の臨床経験を柱にして書かれています。うつ病から立ち直るためにはどうしたらよいか、自分でどのような対処の仕方があり得るのかをほぼ私の臨床経験のみに則《のっと》って書いてきました。

私たち臨床の領域では、よく「患者さんこそが教科書である」と言われます。まったくその通りだと思います。本を読んで学ぶことも大事なのですが、目の前に実際に現れる患者さんには机上の知識が役に立たないことが多いのです。工夫を重ねているうちに本書のような「治療法」が私のなかで定着してきました。

その実績がありますので、確かさの感覚を伴いつつここまで記述を進めることができました。その結果、思いのほか類書に例をみないオリジナルな内容となった自負もささやかながらあります。臨床経験の積み重ねから得られたものはウソをつかないと再確認した次第です。

朝起きるところから始まって、午前の仕事、昼休み、午後の仕事、運動と夕食、そして風呂の入り方等、一日の時系列に添って書き起こしてきました。

しかし、書き漏らしたこともいくつかあります。次章では、それら「落ち穂」を十分に「拾い」たいと思います。

第6章 ぜひ、お試しを！

39 睡眠について

うつ病の患者さんの多くが、睡眠障害に悩まされています。入眠障害型、中途覚醒型、早朝覚醒型とさまざまですが、睡眠障害がまったくないという人はほとんどいません。

仕事をどうにか続けておられる方なら、帰宅後はもう心身ともにクタクタのはずです。そのまま寝たら熟眠できそうなものですが、疲れすぎて自律神経のバランスを崩しており、入眠できないことが多いのです。

ですので、クタクタのところ大変でしょうが、第三章で書きましたように、帰宅後すぐ「よっこらしょ」「どっこいしょ」と座り込むのではなく、ジムに着いたと思ってすぐさまジャージ等に着替え、運動した方がかえって寝つきがよくなります。疲れ、体内に蓄積されている疲労物質が運動によって洗い流されます。

言いましたように、スロージョギングやインターバル速歩等の筋トレ効果もある有酸素運動がベストですが、普通のウォーキングないしゆっくり散歩でも十分に効果があります。

日中のストレスが洗い流されていくことが実感できるでしょう。

ここでも仕事のことは考えないでください。考えるなら、考えて何とかなること、のみに関して対応策を考えてください。決して、考えてもどうしようもないことに心を乗っ取られないでください。

そうして走ったり歩いたりしていると、疲労物質が流されるとともに、少しずつ自律神経系が整ってきます。かえって心身の疲労感が軽減するのです。「やってみたところ、思った以上にサッパリした感じが得られた」とおっしゃる患者さんはとても多いです。同じ疲労感にしろ、心地よい疲労感に転換されるのです。

そして、呼吸が整ったあと、食事を摂り、食後できればゆっくり散歩をしてください。お腹がある程度こなれる感覚が得られるまで、が一応の目安となります。

その後、ぬるめのお風呂に十分くらい入ると眠りにつきやすくなります。

できれば、それらすべてをルーティーン化してしまうといいでしょう。習慣になれば、しめたものです。ラクにできるようになってきます。すべてが無理ならできる範囲でルーティーン化するとよいでしょう。

さて、いよいよ入眠です。もう眠るための準備は充分にできています。仕事で疲れ、運動で体も適度に疲れ、自律神経も整い、あとは心の持ちようです。ここでも、「考えても仕方がないことは考えない作戦」をとってください。例によって仕事のことを考えない、ということです。ここではもう具体的対処法なども一切考えないでください。もうあなたの一日の闘いは終わりました。あとは、眠りに包んでもらうだけです。寝るより楽はなかりけり…。一日頑張ったご褒美としてその「楽」を十分に堪能《たんのう》するようなイメージで。

それどころか、今ベッドに入ることができているあなた、それはとてもとてもありがたいことなのです。海外に目を向ければもとより、日本のことだけを考えても被災された方々などに想いを馳せれば、布団でゆっくり眠ることができることは実のところ本当にありがたいことなのです。ぜひ、ありがたいと思ってください。そしてそれを、習慣としてください。少なくとも入眠が少しは違ってきます。

眠る前にそれでもどうしても仕事のこと、悩みごとなどを考えてしまう場合には「妄想ルーティーン」を作っておくといいでしょう。

私は若い頃、プロレスが大好きでした。ジャイアント馬場とアントニオ猪木が闘ったらどうなるだろうかとか、日米代表を五人ずつ選び、勝ち抜き戦で闘ったらどうなるだろうかとか、たわいもないことを考えていると知らぬ間に眠りに落ちていきました。また、プロ野球の江夏豊さんの大々ファンでもあったため、次の登板がいつになるだろう、相手ピッチャーは誰になるだろう、などと考えたこともありました。なんでもいいのです。とにかく「妄想ルーティーン」を作ることです。

それでもダメな場合には、たとえば眠りのためのCDを活用するのもよいでしょう。たくさんのものが市場に出回っていますから、いくつか試して自分に合ったものを選ぶといいでしょう。眠りのためのCDが著効を示した患者さんもいました。その方には睡眠剤を処方していたのですが、そのCDに出会ったあと、睡眠剤の量が少しずつ減っていき、二カ月ほどで睡眠剤が不要になりました。

アロマオイルも時として有効です。ラベンダーやカモミールなどが代表的です。が、個人によって好みがありますので、いくつか試してみられたらよいでしょう。これまた、著効例を経験しています。

寝る前のストレッチも効果的です。ホットミルクを少し飲むのもいいでしょう。照明は真っ暗にする方がよい人と、オレンジ系統の薄明りがついている方が安心できるという二グループに分かれます。

不安が強い方の場合には、照明をつけっぱなしにして寝る人もいます。眠れないよりはマシでしょうが、眠り物質であるメラトニンの産生が光によって抑制されますので、できる範囲で照明は暗くしたほうがよいでしょう。

それでもダメなら、精神科・心療内科を受診し、睡眠薬等を処方してもらってください。薬はすべてそうですが、決して体によくはありません。ですが、プラスとマイナスを考え、プラスが明らかに大きいと判断した場合、（良い）医者は処方するのです。

不眠は健康の大敵です。眠れないのはつらいし、心身に大きなダメージが残ります。ですので、本格的に眠れない場合、睡眠剤を飲んででも眠るほうがベターです。

こんな方もいました。六十歳代男性で、ある大会社を定年退職されたあと、不眠を主訴に来院されました。すると、少量の睡眠剤ですっかり不眠が解消し、「こんな良いものがあるのだったら、もっと前から使っておけばよかった。数十年の間、不眠に苦しみ、ずっとイライラしてきた。もっと前からこの薬を飲んでいたら、人生が違ったものになっていたと思う」とまでおっしゃったのです。

「不眠解消のために寝酒を活用することはやめたほうがよい。お酒の力を借りて眠ると、酒が醒める頃に中途覚醒しやすいし、酒量も増える傾向がある。アルコール依存症につながる危険もある」という意見があります。

ですが、実際の臨床では、少量のお酒で良眠が得られている患者さんも数多くいます。一度試してみられて、やはり眠りの質が落ちるとか、酒量が増えていくとか、があれば寝酒はやめておいたほうが無難です。睡眠剤を活用する方がベターです。

不眠は万病の元ですので、自分で解決できない場合には、薬の助けを求めるほうがよいと思います。

40 下手の考え休みに似たり

人間、生きていれば悩みがまったくなくなるなどという状態には至れません。四十にして不惑《ふわく》など、孔子様だから達せられる境地であり、われわれ凡人は死ぬまで迷い続けなければなりません。

ビジネス本など読んでいると、「どんなに重要な案件でも考えるのは十五秒以内と決めている。それ以上考えても堂々巡《どうどうめぐ》りになるだけ」などという叙述《じょじゅつ》に出会うことがあります。

確かに、事《こと》が大きくなるだけ、重要さが増すだけ、その決断は直感的に下さざるを得なくなります。「十五秒で決断する」のは、さすがに難しいですが、三十分とか三時間とか一日とか、期限を決めて悩むのがいいでしょう。

こんな患者さんがいました。とても有能なビジネスマンでヘッドハンティングがかかったのです。しかし、今の会社にも愛着があるため、どうしても決断することができません。そして、何カ月も悩み続けるうちに段々と疲れはじめ、エネルギーが消耗され、初診時にはもうすでにうつ病の状態になっていました。

悩みは、エネルギーを消耗します。Ａの会社のほうが自分にとってよいか、それともＢ社か、などは多くの場合、考えて結論の出るようなことではありません。事が大きすぎて自身での思考能力を超えるのです。

「下手の考え休むに似たり」という格言があります。この方は「下手」ではなく、優秀なビジネスマンでした。「休むに似たり」ぐらいで済めばよいのですが、悩みが長引いてしまうと、疲れ始めます。それでも決断できないと、疲れはさらに昂《こう》じ、うつ病を引き起こしかねません。ですので、悩む期限を決めるのが難しいとしても、悩み疲れたと感じ始めたら、くじ引きでもなんでもとにかく決めてしまわないとうつになってしまう可能性があります。**悩みの持続がどれだけエネルギーを消耗させるかについては、よくよく知っておく必要があります。**

41 逆に楽しむ

二〇一六年四月から六月に放映されたＴＢＳのテレビドラマ『私結婚できないんじゃなくて、しないんです』（脚本 金子ありさ、主演 中谷美紀）の中に「逆に楽しめ！」というセリフがありました。これは、名言だと思います。

大地震等大きな災害に見舞われている方々や、事件・事故に巻き込まれ生死にかかわる難儀な目に遭っておられる方々には、「逆に楽しめ！」などとは、とても申し上げられません。が、そのような特別な大惨事を除くと、われわれの身の回りの一見マイナスにしか見えない挫折・つまずき・遠回りなどを、「逆に楽しむ」ことができるということです。

着眼点を変える。発想を逆転させるのです。何事も考え方・捉え方次第です。この言葉（「逆に楽しむ」）は、お守りのように大事にされたらよいでしょう。

前述の「悩み」にしても同じです。ヘッドハンティングされるということは、むしろ、普通に考えれば二つの会社から必要とされ、極めて恵まれた状況です。にもかかわらず、悩むことに閉じ込められて、うつに至ったのです。

同じ悩むにしろ、その悩みを「逆に楽しむ」ことができていたなら、多少悩みが長引いたとしてもうつには至らなかったことでしょう。

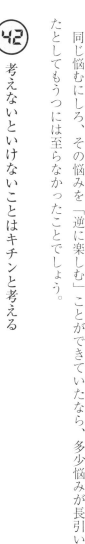

42 考えないといけないことはキチンと考える

本書で何度も強調していることは、「考えても仕方がないことは考えず」、「目の前のことに集中する」でした。ですが、考えないといけないこともあります。「考えても仕方がないこと」と「考えなければいけないこと」を区別しなくてはなりません。

そして、「考えないといけないこと」が自分の手に余る場合、他の人に相談したらよいでしょう。自分一人で考え込んでしまうと、どうしても堂々巡りになりやすいものです。

話し相手がいるだけで、かなり違ってきます。先ほどのヘッドハンティングのことにしろ、あるいは、結婚・離婚問題にしろ、お子さんのことで悩んでいるにしろ、介護のことで悩んでいるにしろ、会社の人間関係、友人関係、等々本当にさまざまな、悩んでも仕方がなくはない悩み、悩まなければいけない悩みはあります。それらとはしっかりと向き合いましょう。

話し相手が家族や友人、先輩・同僚などでことが足りない場合には、プロの助けが必要となってきます。カウンセラーとか精神科医・心療内科医等です。精神科医や心療内科医は、一般的に言って、とても多忙ですから、悩みの相談にじっくりと乗ってもらえないかもしれません。解決すべき悩みがあり、プロの手が必要となった時には、カウンセリングのほうがよいでしょう。多少料金は高くなりますが、多くの場合、一回五十分とかの時間が確保されますので、安心して相談に乗ってもらえます。守秘義務に関しても、精神科医や心療内科医と同等の責任を課されていますので、安心できます。

43 アニマルセラピー

多くの精神科疾患において、アニマルセラピーは極めて有効です。動物の持っている人を癒《いや》す力は、動物を飼ったことがない人には想像ができないくらい大きいものです。

そういった話はよく聞くと思いますので、私も飼ってみようかな…と思われる方は少なくないと思います。ですが、うつ病の方で一人暮らしの場合、やめておいた方がよいです。禁忌（タブー）と言いたくなるくらいです。と申しますのも、うつ病の患者さんは自分の世話だけでも大変なのに、動物の世話までしないといけなくなってしまうからです。これには大変なエネルギーを要します。かえってうつがひどくなります。

犬・猫の世話が大変なことは想像にかたくないと思います。籠《かご》に入れて飼う鳥や、水槽で飼う金魚などどなら大丈夫だろうと思うかもしれませんが、それは大きな勘違いです。鳥も毎日のエサのことや清潔保持等、結構大変。金魚の水替えなど、かなりの重労働です。おそらくラクに飼える動物は一匹たりともいないでしょう。

家族など、誰か世話をしてくれる人が一緒にいる場合は別です。動物は世話してくれる人になつきますから、世話をしないとあまり好かれないかもしれませんが、かわいい姿を見て笑顔になれるだけでも、癒される効果は期待できます。

植物ならもう少しラクでしょう。植物にも癒しの効果は宿っています。人によっては、動物より植物の方が癒されると言います。

ですから、心が生き物を欲する場合、植物の中でも手のかからないものを選んで、同居するというのはうつ克服の一助になるかもしれません。

44 早起き

早起きもうつ病克服の特効薬の一つです。早起きと言っても人によってベストの時間帯は違ってきます。五時頃がよい、と言う人が多いでしょうか。

午後の十時から午前二時までが、睡眠のゴールデンタイムと言われています。成長ホルモンが分泌され、深く休めるだけでなく、体と心の修復機能も最も高まる時間帯です。ですので、**午後九時頃入眠し、十時から二時の間熟眠できれば睡眠を非常に有効に活用できているる**と言えます。

お坊さんは午前三時頃起床なさる方も多いと聞きますが、早寝早起きはうつ病の克服のみならず、一般の方の健康維持にもおススメできます。

ですが、これにも例外があります。上智大学名誉教授の渡部昇一先生はもともと夜型だったようですが、それを朝型に切り替えたところ、体の不調が出始め、また元の夜型に戻したところ、すっかり調子が戻ったとのことです。

これは、本当に夜型が合っているのか、それとも急激なライフスタイルの変更による一時的な体調不良なのか、見極めが難しいところですが、それでも睡眠に限らず本当に人それぞれ。百人百様です。

そうは言っても、一般論としてはやはり早寝早起きがおススメです。

こんな方もいました。うつ病の方で、四時に目が覚めてしまうのです（早朝覚醒）。でもその時に、エイッと起きてしまい、身支度をして早々に会社に出る。電車も空いていて通勤のストレスも大幅に軽減。そして朝のうちに静かな環境で仕事をはかどらせる。そのような生活を続けているうちに、それがリズムとなり、仕事の能率はさらに高まり、うつ病が改善していき、四時起きが早朝覚醒的ではなくなってしまいました。普通の早寝早起きとなったのです。そして、うつ病は全快していきました。

早起きと言っても、それぞれのライフスタイルがありますから人によってさまざまかと思います。おススメの時間帯は、四時から七時くらいでしょうか。さらに狭めるとするなら、五時です。ともあれ、生活スタイルに合わせてできるだけ一定の時刻に起きるようにする、つまりルーティーン化するとよいでしょう。

「早起きは三文の得」と言いますが、これは本当です。時間の進み方が、午後からとは不思議なほど違います。朝は時間の進み方が遅いのです。

私は数年前まで、哲学者カントに倣《なら》い、四時半頃（カントは四時四十五分起き）に起きて仕事やら勉強やらをしていたのですが、あまりに時間がゆっくりと豊かに進むことに、毎日のように驚いていました。とにかく、仕事や勉強の効率が上がるのです。それは、もう信じられないくらいに。大切な仕事を出勤前に終わらせることができるので、出勤後のプレッシャーがずいぶん少なくてすみます。

これは、うつ病の方でも同様です。まずは、不眠や早朝覚醒を「利用」して早起きを試みる。最初は眠い、だるい、頭が回転しない、などあるかもしれませんが、比較的すぐに慣れてきます。そして、朝時間を有効に使えるようになったら、しめたものです。うつ病改善に一役も二役もかってくれます。

蛇足ですが、今の私の睡眠パターンは、黒柳徹子さん型です。私のこれまでの記述とはずいぶん矛盾しますが、帰宅後夕食を摂ってすぐ寝る。そして、十二時とか一時とかに起きだしてクラシック音楽を聴き、少し勉強・仕事などする。明け方もう一度入眠。と言うのも、数年前から真夜中にクラシック音楽を聴くことが、私には重要な「仕事」になっているのです。自分の心の最も深いところに沈静《ちんせい》するには午前三時ではもう遅すぎるように感じます。午前一時か二時ごろがベストなのです。その時間帯にクラシック音楽を聴くと、瞑想よりも、さらに心の深いところに降りていけるような感覚があります。クラシック音楽の助けを借りて、真夜中の静寂《しじま》のなかでのみ深層を揺蕩《たゆた》うことができるのです。我ながら難儀な生活スタイルですが、今は必要なので続けています。

年齢や生活事情によって、睡眠スタイルも変化していきますので、柔軟に対応していけばよいでしょう。と言っても、うつ状態の間は、早寝早起きをルーティーン化するのがベストだと思います。

45 サプリメント

サプリメントに関しては、把握し切れないほどの種類が市場に出回っています。ドイツなどでは、セントジョーンズワートが軽度うつ病治療の第一選択薬となっているようです。一度試してみられる価値はあると思います。

『私はウコンでうつを治した！』（小菅正規、宝島社新書、二〇〇四年）という本があります。驚くような著効例は経験していませんが、「体がラクになった」「うつがかなりマシになった」等々の効果例は少なからず経験しています。これまた試してみる価値はあるのではないかと思います。

46 「まっ、いいか」の精神で

三億円事件を題材にしたテレビドラマ『モンタージュ 三億円事件奇譚』（二〇一六）の

中のある登場人物が「五十年近く私の時間は止まっていた」という旨のことを言っていました。事件がらみで恋人が行方不明になり、自分の中の時計が止まってしまったというのです。「人間五十年」と言われた時代もありますから、これは恐ろしく長い年月です。ですが、恋人が死んでいたということがハッキリわかったことで、時計が動き出した…。再び人生が動きはじめた躍動の感覚がうまく演じられていました。

　こういう物語は、人間が生きていくことを支えてくれます。五十年近く苦しんでも、その後に光が差し込むことがある。どうか死なないでください。**光がいつ差し込むかは、予《あらかじ》め知らされてはいません。ですが、それまで耐えることこそ、人間にとって真に重要な仕《オ》事《プス》なのです。**

　私は五十年近くもうつで苦しんだ人にはまだお会いしたことはありませんが、三十年ならあります。その方はあることをきっかけに抑うつ状態に陥《おちい》り、抜け出すのに三十年もの月日を要しました。二十年、十年くらいならかなりの数の患者さん・クライエントさんにお会いしています。

　ここで申し上げたいことは、何かをきっかけに（受験の失敗、リストラ、失恋、等々）

うつ状態に陥った場合、「心の持ちよう」ひとつでその三十年や二十年が、たとえば三日とかに短縮され得るということです。

「心の持ちよう」というのは、本当に恐ろしい。すごい力があります。天国を一瞬にして地獄に変えてしまうかと思えば、地獄もまた瞬《またた》く間に天国に変えてしまいます。天国、地獄というのは言葉の綾《あや》で、そこまで極端な感じ方をする人は少ないですが、私の言いたいことはおわかりいただけるのではないでしょうか。

『ドラゴンボール』（鳥山明）という大ヒット漫画作品がありました。主人公・孫悟空（カカロット）は地球育ちのサイヤ人（宇宙人）ですが、パッと見は人間そのものです。が、猿のような尻尾《しっぽ》がついています。彼にとっては大事なものです。

ある時、そのシッポが根元から切られてしまいます。大ショックを受けるのですが、次の瞬間「まっ、いいか」と、一瞬にして気分を切り替えたのです。そのあまりの切り替えの速さに周《まわ》りがズッコケてしまう、という場面がありました。

これが生きていく上での極意です。人間、生きているとさまざまなネガティブに襲われます。それをどう生きるかによって人生が大きく変わるのです。私はDisfigured《ディスフィギュアド》 Hero《ヒーロー》という概念を提出しており、日本語に訳せは「傷を生きる英雄」「破業の英雄」とでもなるでしょうか。

大きな傷を受けたとき、破滅か破格かの岐路に立たされます。受けた傷を生き抜こうと決意するとき、その人なりの「破格」への道が開けます。その先にある「傷が魅力にまで高まった状態」を Disfigured Hero と呼んでいます。代表例として私がいつも挙《あ》げるのは、手塚治虫の名作『ブラック・ジャック』の主人公ブラック・ジャックです。深い傷を受け、抉《えぐ》り出されるようにして才能が開花していく。その過酷なプロセスを「Disfigured Hero元型が賦活された状態」であると考えています。このことは、『人はなぜ傷つくのか』（講談社選書メチエ、二〇一三年）に詳述していますので、興味ある方は読んでいただければと思います。

Disfigured Hero も一つのありようですが、「まっ、いいか」もまたすごく深い知恵からの言葉だと思います。そうです。ほとんどのことは「まっ、いいか」で事態を転換させることができます。それが通用しない深い傷の場合には、Disfigured Hero への道を歩まざるを得なくなりますが、たいていのことは「まっ、いいか」精神で苦しみの期間をびっくりするほど短縮できます。

孫悟空（カカロット）にしろ、しっぽをなくし、三年間くらいくよくよ悩んでも何の不思議もありません。ところが一瞬で気分を切り替える…。これを皆さんに学んでほしいのです。たいていのことは、これで乗り越えられます。十年も二十年も三十年も苦しまなくて済みます。さすがに、一瞬でというのは無理でしょうが、一週間とか二週間、あるいは二カ月とか三カ月あたりで何とか気持ちを切り替えていただけたらと心より思うのです。

苦悩が長く続くとうつ状態となります。苦悩に閉じ込められてしまうのです。エネルギーが低下します。そして苦悩の原因となった事柄を呪《のろ》うようになり、ますますうつ状態は悪化していきます。悪循環です。その悪循環に陥る前に気分を切り替える。

このように言うと、たいていの患者さんは「そんなこと言われてもできない。だから病院に来ているんだ」とおっしゃいます。悪循環の渦《うず》に囚《とら》われ切ってしまうと、「ムリ」という感覚になるのも仕方のないことです。時間をかけて少しずつほぐしていくしかありません。そうなる前に何とか「まっ、いいか」をしてほしいのです。

何事にもプラスとマイナスがあります。たとえば、三十年悩む、あるいはうつ状態に苦しむのは、言うまでもなく恐ろしく難儀です。気が遠くなるほどの年月、苦しみ続ける。しかし、それにもまたプラス面が隠されています。

「創造的抑うつ」という言葉があります。何か創造的活動を始める前に、うつ状態になることが多いのです。それは「ジャンプする前のしゃがみ込み」にも似ています。二十年、三十年としゃがみ込むと、筋力が衰えジャンプする力が残っていないと感じる場合もあります。ですが、それが強力なバネに変容していることもあるのです。

このような心理的な感覚はごく微妙な心の振れで「弱り切ったバネ」にもなるし「強力なバネ」にもなり得るという不思議な現実です。

もちろん、強力なバネを得たと思う事がよいでしょう。そうすると、今度は「創造の苦しみ」が待っています。でも、それはくよくよとした苦しみとは違い、充実感を伴った苦しみです。羽ばたいてください。

作家の故・遠藤周作さんの言葉を借りれば、「楽《たの》苦しい」状態です。そのようにして、「私という物語」が紡《つむ》ぎ出されていくのです。

おわりに

うつの人は、マンガを読むのもしんどい。テレビの音さえ癇《かん》に障《さわ》ります。ましてや、本を読むなどとんでもないことです。

それにもかかわらず、本書をお読みいただいたうつの方々、本当にありがとうございました。でも、そのご努力に見合うだけのものは提供し得たのではないかと思っております。

本書に書かれていることをすべて実践することは大変かもしれません。ですが、考えても仕方のないことをくよくよと考えているとき、**目の前のことに集中する、ないしは別のことを考える**、のは一瞬でできます。まず、そのクセをつけていただき、それから運動やその他のことに取り組んでいただけたらと思います。

目の前のことに集中するクセをつけるだけでも、皆さんが想像する以上の効果がありますす。それは疑わないでください。宗教本ではありませんので、こんな言い方をするのもどうかとは思いますが「信じる者は救われる」です。鰯《いわし》の頭も信心から…。イワシの頭よりは信じる価値が高いかと。

冗談はさておき、あとはごく簡単なこの「極意」を身につけていただくだけです。すぐにマスターできる人もいれば、何カ月か必要な人もいます。一度身についてしまえば、生涯あなたの味方となってくれる「宝」です。

数十年前のうつ病の患者さんの病前性格として「執着気質」と言われるものがありました。下田光造先生の命名です。几帳面で、何事もきっちりとしないと気が済まない、という性格です。ドイツでは、それとほぼ同じ気質が「メランコリー親和型性格」と呼ばれています。こちらはテレンバッハという人の命名です。

ところが、近年、うつ病の軽症化と共に「新型うつ病」と呼ばれる病態が増えてきています。この病前性格は、従来の執着気質とは逆なのです。何事もきちんとできない。好きなことしかしようとしない、など、ワガママ病のように周囲からは思われる難儀な病気です。しかしこれも従来のうつ病同様、苦しさにおいて大差ありません。

そして、この病前性格の違いは、表裏と考えた方がいいでしょう。どんなことでも表があれば裏があります。以前は「表」が前面に出ていたものが、近年では「裏」が前面に出てきていると思っていいのではないかと考えています。

うつ病の変遷を考えると、以前の本格的うつ病の性格は、いい加減さが抑圧され几帳面さが前面に出ていただけ。現代の新型うつ病は、生真面目さが抑圧され、わがままな感じが前面に出ているだけのことだと思います。

最後に一言、もう一度言っておきたいと思います。**生きることが最大の治療です。**精神療法です。なんとか生き延びてください。必ずやその苦しみに見合うだけのものが、いつの日にか訪れます。

本書により、一人でも多くの患者さん・クライエントさんの苦しみが軽減、あるいは解消されることを心より願っています。

本書を編集してくださった井上芳郎さん、本当にありがとうございました。的確かつ迅速なご指示の数々に随分と助けられました。本書が少しでも読みやすいものになっているとすれば、井上さんのご助力によるものです。
重ねて厚くお礼申し上げます。

二〇一七年二月八日

秋田　巌

《著者紹介》

秋田　巌（あきた　いわお）

1957年　高知県生まれ

1985年　高知医科大学卒業

1993年　医学博士

1996年　チューリッヒ・ユング研究所卒業，ユング派分析家資格取得

2004年　日本箱庭療法学会「河合隼雄賞」受賞

京都文教大学臨床心理学部教授等を経て，2019年よりメンタルクリニック オータム院長

著書

『さまよえる狂気：精神学からの提言』（創元社，2012年）

『死を育てる』（共編著：ナカニシヤ出版，2012年）

『人はなぜ傷つくのか：異形の自己と黒い聖痕』（講談社選書メチエ，2013年）

『写楽の深層』（NHKブックス，2014年）

『日本の心理療法　思想篇』（編著：新曜社，2014年）

『日本の心理療法　自我篇』（共編著：新曜社，2016年）

『日本の心理療法　身体篇』（編著：新曜社，2017年）

"A Japanese Jungian Perspective on Mental Health and Culture : Wandering Madness"（ROUTLEDGE London, 2017）など

うつの人の風呂の入り方

——精神科医からの「自分で治すための」46提案——

2017年3月30日　初版第1刷発行

2022年2月15日　初版第2刷発行

＊定価はカバーに表示してあります

著　者　秋　田　　巌©

発行者　萩　原　淳　平

印刷者　西　井　幾　雄

発行所　株式会社　晃　洋　書　房

〒615-0026　京都市右京区西院北矢掛町7番地

電話　075（312）0788番(代)

振替口座　01040-6-32280

ISBN978-4-7710-2874-6　印刷・製本　㈱NPCコーポレーション

装丁　もろずみ　としよ